SÉDUFIDÉLITÉ

UNE EXPLORATION DES RELATIONS SOIGNANTS-SOIGNÉS ET DES NORMES ÉTHIQUES DURANT LA SYNDÉMIE DE COVID-19

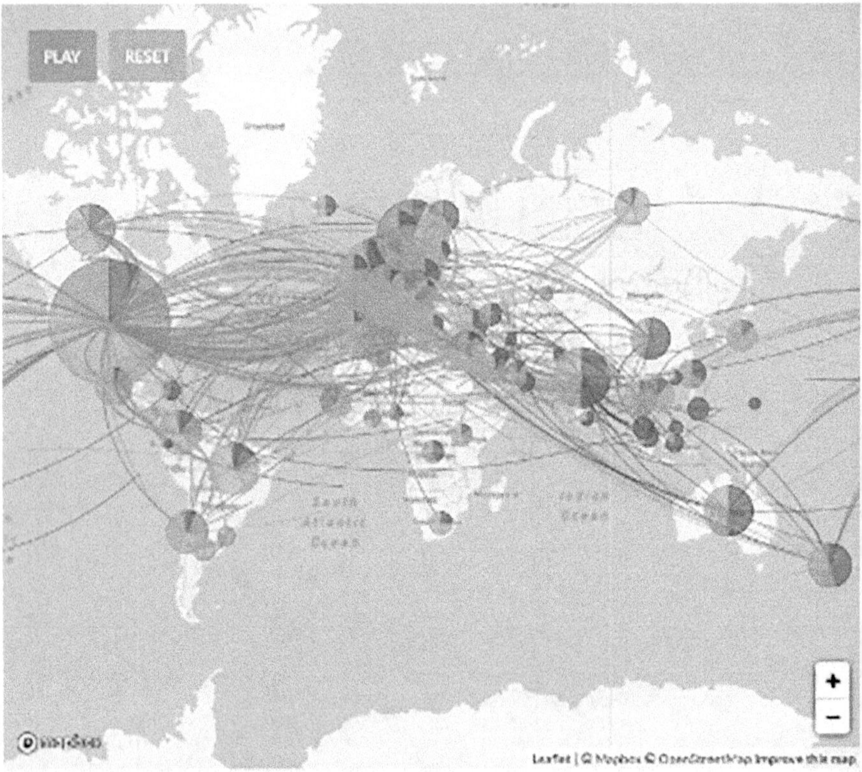

Figure 1. Genomic epidemiology of novel coronavirus
- Global subsampling – Fév/Mars 2020

Santé & Anthropologie

Philippe Bonneels

Sédufidélité

Une exploration des relations soignants-soignés et des normes éthiques durant la syndémie de COVID-19

L'unité 509

Sous la direction de Sarah Sandré
& Antoine Laugrand

ACADEMIA

Illustration de couverture : Marin Griguez

DL : D/2026/4910/35
ISBN : 978-2-8061-4087-6

Rue du Poirier, 10
B-1348 Louvain-la-Neuve

www.editions-academia.be

AVERTISSEMENT AU LECTEUR

À partir de ces analyses et au travers des expériences vécues par les soignants au sein de l'unité, nous pouvons ressentir leur expérience. Nous mettrons en lumière leur engagement face à des émotions intenses, comme la peur, la fatigue, et le doute, tout en soulignant l'urgence de prendre soin de ces professionnels. Ce travail aspire à susciter une prise de conscience sur l'importance de soutenir les soignants dans un monde médical où la dimension humaine est parfois invisibilisée par l'efficacité et la rentabilité.

POUR INTRODUIRE

1. Contexte et objectifs de l'étude

Cette ethnographie est une plongée de six mois au sein d'une unité de soins intensifs dédiée aux patients positifs COVID-19 (USI) dans un centre de référence nationale belge francophone pour les maladies à haute contagiosité. L'étude a également inclus un suivi quotidien des mouvements de résistances de la profession infirmière et des politiques de santé pendant les deux années de la crise sanitaire. L'objectif principal de cette recherche est d'analyser les rapports de pouvoir et les modes de résistance au sein de ce contexte.

2. Constats sur la crise sanitaire et les soignants

La crise sanitaire a mis en évidence des défaillances systémiques dans le système de santé, notamment un décalage marqué entre les décisions politiques et managériales, et les besoins fondamentaux de reconnaissance des soignants. Ces difficultés sont ancrées dans la structure socioprofessionnelle et les questions de genre propres au milieu infirmières. En réponse à ces pressions, les soignants ont développé des stratégies de résistance, telles que la « sédufidélité ». Cette approche instaure des hiérarchies symboliques qui valorisent le prendre soin (éthique infirmière) par opposition aux logiques managériales axées sur l'optimisation, révélant ainsi un désaccord, questionnant le projet sociétal actuel.

3. Implications anthropologiques de la syndémie

À travers cette ethnographie des rapports de pouvoir et des modes de résistance dans le contexte anthropocène de la syndémie mondiale de COVID-19 (un entrelacement de maladies, de facteurs biologiques, sociaux et environnementaux qui aggravent leurs conséquences), l'étude met en évidence des obstacles systémiques. Ces obstacles soulignent l'impératif de réaffirmer le prendre soin par le lien social, tant pour les patients hospitalisés que pour les soignants.

4. Apports de l'approche qualitative

L'approche qualitative adoptée a permis de révéler plusieurs dynamiques complexes au sein de l'USI et de l'hôpital. Elle a souligné le rôle prépondérant des rapports aux savoirs, à la science et aux hiérarchies, tout en mettant en lumière l'importance cruciale des émotions, du deuil et des protections symboliques pour les soignants. La recherche a également exploré l'organisation et les origines socioculturelles de ces hiérarchisations symboliques, montrant leurs répercussions significatives sur les politiques de santé publique nationale.

Mon approche ethnographique est profondément ancrée dans l'observation des situations concrètes, des micro-interactions, et des contradictions du quotidien, qui peuvent tout à fait être perçues comme des incidents révélateurs. Tout comme David Graeber, c'est en disséquant ces moments, parfois anodins, que je déconstruis les hiérarchies et les logiques de pouvoir, révélant ainsi les mécanismes sociaux sous-jacents.

L'anthropologie est peut-être la seule discipline universitaire qui se base explicitement sur l'idée que, pour comprendre vraiment ce que font les êtres humains, on doit se pencher sur ce qu'ils font effectivement – et non seulement sur ce qu'ils disent faire, ou sur ce qu'ils pensent qu'ils devraient faire, mais sur les innombrables petites actions, gestes, et contradictions de leur vie quotidienne[1]

> “Ce livre est basé sur la conviction qu'une grande partie des gens qui se retrouvent dans ce genre de situation – des tâches qu'ils jugent inutiles, superflues, ou même nuisibles – ont en fait raison. S'ils pensent que leur travail n'a pas de sens, c'est probablement qu'il n'en a pas. Ce qui est fascinant, c'est de voir comment cette conviction personnelle est si souvent refoulée ou rationalisée, et comment, malgré tout, elle persiste et ronge les esprits. (Graeber, 2018)”

1 Graeber n'a pas écrit de manuel de méthodologie expliquant précisément une « méthode des incidents ». Le paragraphe ci-dessus est donc une **synthèse de sa philosophie de terrain** qui s'aligne avec ma propre approche.

AVANT-PROPOS

Mail du 24 août 2020 à 15 h 30

Cher Monsieur,

J'ai bien reçu votre plainte et elle a retenu toute mon attention. Il n'a jamais été dans mes intentions de vous agresser ou de vous déconsidérer. Si les mots (mal choisis et sans nuance, je l'admets) que j'ai utilisés lors de notre discussion vous ont heurté, ces mots ne s'adressaient pas à vous en tant que personne. Si vous en avez été blessé, je vous présente mes excuses. Je vous le répète, je n'ai jamais voulu vous insulter.

Quant à la situation qui a généré la discussion, sa gestion était totalement conforme aux guidelines que nous appliquons dans l'institution dans le cadre de la gestion des risques en période de faible prévalence, ce que peut vous confirmer ma direction médicale. Si je me souviens bien d'ailleurs, vous avez pu en discuter en direct avec notre médecin hygiéniste.

J'espère que ces quelques éléments sont de nature à vous satisfaire.

Veuillez agréer, cher Monsieur, l'expression de mes meilleurs sentiments.

Chef de clinique

Mail du 26 août 2020 à 11 h 06

Chère Madame,

Je vous remercie de me faire parvenir cet écrit. Ça y est ! À demi-mot, sous le couvert d'une hypothétique raison qui serait la responsable, mais soit, la symbolique des excuses est présente. J'accepte les excuses et, pour ma part, l'incident est clos et un climat de travail serein est rétabli.

J'espère que ce petit combat que j'ai mené permettra de positionner encore un peu mieux les disciplines (médecin – infirmier) à égale distance du savoir mis au bénéfice du patient. J'espère que cela permettra d'éteindre la flamme du patriarcat qui persiste encore chez certains, malgré la relation égalitaire dont madame le médecin directeur m'a dit se faire la garante, et que cette crise que nous vivons tous doit définitivement éteindre.

Ce fut un plaisir, émotionnellement lourd, mais agréable, de collaborer avec l'ensemble du personnel, médecins, infirmiers, cadres… dans cette situation d'exception riche en expérience humaine et professionnelle que je ne manquerai pas de partager avec nos collègues en devenir, serein à la perspective de collaborations futures, dont l'institution se fait garante, entre les disciplines. Je vous souhaite à toutes et tous une rentrée des plus sereines.

Sincèrement,

Le 10 octobre 2020 à 00 h. La veille de retourner au combat, deuxième vague :

Comment rendre compte de l'autre, en passant ceci sous silence ? Réflexion faite, c'est précisément cette situation qui me permet de déposer ici ma subjectivité, mon intimité impliquée. Mais pour témoigner de mon engagement, je dois vous parler des jours qui précèdent mon entrée en fonction et du premier jour de travail.

Un homme, en armure, part au combat

En avril 2020, je signe un contrat de travail et prends mon service dans les jours qui suivent. Mon choix s'est porté sur cet hôpital pour des raisons pratiques d'organisation, mais aussi, et surtout, parce qu'il s'agit d'un centre de référence national pour les maladies à haute contagiosité. Cela me rassure, car j'imagine que le matériel et les bâtiments y sont plus adaptés et que les mesures de protection du personnel sont assurées.

Je suis affecté à l'unité de soins intensifs (USI) COVID-19. Ce qui implique pour moi une concentration maximale et un niveau d'exigence technique maximum. De nombreuses contraintes et protocoles sont à maîtriser rapidement ; à cela s'ajoute l'évolution rapide des connaissances, mises à jour quotidiennement. Je suis confiant, j'ai déjà une certaine expérience, mais la situation est inédite.

Ma pratique passée me conforte à l'idée que je dois me préparer, surtout psychologiquement pour affronter la dureté de ce service. Il me faut me protéger. L'humour cynique et la dérision sont les premiers mécanismes qui s'enclenchent chez moi pour me distancier de l'autre et de sa souffrance. Me réfugier dans la technicité et les protocoles en est un autre. D'ailleurs, avant de prendre mon service, j'ai reçu une formation au protocole d'hygiène spécifique à l'institution, code rose, code PAPR, procédures d'habillage et de déshabillage propres à la combinaison de protection contre le virus. C'est en même temps rassurant et terrorisant... Cette combinaison qui, biologiquement, garantit *a minima* d'être protégé d'un invisible qu'on ne connait pas, la COVID-19.

La décision de mener cette enquête sur ce terrain est la bonne, sortir de mon confort, aller au front.

Mes expertises – que mes études et expériences professionnelles d'infirmier spécialisé en soins intensifs et soins d'urgence (SIAMU) m'ont apportées – doivent être mises au service de la société en souffrance, en péril. Sinon, comment pourrais-je encore prétendre à une société plus juste où chacun prend part aux soins des plus faibles pour avancer ensemble ? Sinon, comment pourrais-je encore me sentir légitime face aux étudiants lorsque je leur donnerai le cours pour les préparer aux soins intensifs ou simplement être infirmier, l'assumer ? Je dois me rendre utile à la société, j'y ai été formé.

13/04/2020

Premier jour, première heure dans l'unité. J'apprends que mon grand-père est décédé, probablement de la COVID-19. Je reste impassible. Je n'ai pas accès à mes sentiments. Mes émotions, je les ai verrouillées pour affronter cette première journée en enfer. J'ai revêtu mon armure psychique et physique. Je le réaliserai plus tard, trop tard. Au revoir, Bon Papa, je t'aime.

Identifier l'émotion qui m'habite, celle de la tristesse, de l'au revoir nécessaire, de la peur ou de la colère, m'a permis de faire une distinction avec ce qui doit appartenir à l'autre pour ne pas m'ébranler, me faire vaciller. Ce qui m'a permis de comprendre que la colère de la situation décrite en avant-propos et ma réaction de recherche de justice m'appartenaient. L'injustice me met en colère et ceci m'appartient. Ma réaction à cette émotion est l'offensive, le combat, je ne lâche pas prise. Je mène cet engagement avec la ferme intention de rendre possible ce qui me semble être l'équilibre nécessaire à la relation. Cet équilibre ou ce déséquilibre agit sur moi et sur les relations que je construis. Il agit sur la construction des représentations du monde social que je désire. Comprendre ceci et savoir que cette représentation m'appartient m'a permis de regarder en face ce que je ne voyais pas : l'autre, sa construction d'une relation nécessaire à son objectif (prendre soin du patient), ses représentations de l'équilibre et du déséquilibre des relations ; les rapports de pouvoir qu'il entretient ou dénonce dans des mouvements sociaux. Enfin, cela m'a permis de prendre conscience de la complexité du lieu et du paradigme dans lequel nous évoluons.

Lutte pour la vie, rapports de pouvoir et mouvements sociaux

CHOIX ÉTHIQUE, POSITIONNALITÉ ET MÉTHODE

Cette recherche s'inscrivant dans le champ de l'anthropologie de la santé (Fassin, 2000 ; Jaffré, 2003 ; Sardan, 2003 ; Viadas, 2007 ; Mol, 2010 ; Massé, 2010 ; Fainzang, 2010 ; Bibeau, 2013, ...), le terrain m'a amené, en premier lieu, à enquêter dans l'unité 509, unité de soins intensifs COVID-19 de l'hôpital de référence. Le terrain s'est presque imposé à moi. En effet, je n'avais pas décidé d'effectuer une recherche sur mon métier premier, celui d'infirmier spécialisé, intensiviste. Cependant, avec la syndémie à nos portes, un cursus d'anthropologie en cours et le peu de possibilités pour l'anthropologue d'entrer sur un tel terrain (Sarradon-Eck, A. 2008), ce choix s'est imposé à moi.

Cette observation participante se déroule sur deux périodes de trois mois, de mars à juin 2020 et d'octobre à décembre 2020. Ces deux périodes coïncident avec ce que la presse appelle « première et deuxième vagues de l'épidémie de COVID-19 ». Ce texte est donc une ethnographie hospitalière des deux premières vagues de la syndémie.

Je me plais à nommer cette observation participante – *participant observation* –, commençant par agir, comme tout bon infirmier aguerri que je suis, pour ensuite poser un regard réflexif. Ce regard s'est construit sur un temps long (mars 2020 à janvier 2022). « En comparant la vision du monde dans laquelle on a grandi avec n'importe quelle autre, on se dote d'un potentiel énorme pour une meilleure compréhension des deux. » (Horton, 1990, p. 74). Comme le dit Rousseau, à « porter sa vue au loin » en quittant temporairement l'hôpital, on découvre et apprécie une autre manière de le regarder (Viadas, 2007).

De mars 2020 à janvier 2022, je suis resté en contact étroit avec certains interlocuteurs, afin de me tenir informé de la situation locale tout en continuant à alimenter mon cahier de terrain. J'ai aussi suivi et archivé systématiquement toutes les données de santé publique portées à ma connaissance au détour des différentes publications officielles et indépendantes : académiques, associatives, syndicales, issues des médias journalistiques et des réseaux sociaux.

Cette recherche étant fondée sur les méthodes inductives classiques en anthropologie (Malinowski, 1963 ; de Sardan, 2008 ; Laurent, 2019), l'observation participante et le terrain ethnographique de temps long m'ont apporté une compréhension intime, une « familiarité informée », dirait Laurent (2019). La retranscription, « comprenant le nécessaire risque interprétatif » (de Sardan, 2008), ligne par ligne, fut jaugée, pesée à chaque mot, à chaque phrase et à chaque paragraphe. J'ai porté une attention particulière à chaque signification, implication et imaginaire afin d'en réduire *a minima* la « violence faite aux données » (de Sardan, 2008) par l'interprétation du chercheur.

Afin de garantir l'anonymat, j'ai aussi décidé de ne pas dater mes retranscriptions de terrain, tout en les faisant ressortir par la police choisie et en les référençant entre parenthèses. J'ai aussi fait le choix de retranscrire les situations vécues et ethnographiées durant le temps de terrain sous la forme d'une journée de 12 h de travail. Ceci me permet d'entrer dans la complexité sans perdre le lecteur tout en restant fidèle aux données. J'ai pris grand soin de proportionner la charge de travail ressentie à égale distance entre l'émotion perçue par le lecteur et l'émotion sur le terrain. Le nombre et l'intensité des situations et discussions sont une médiane établie sur l'ensemble du terrain. Je relate l'histoire de deux heures en deux heures, car cela donne du sens au vécu quotidien qui s'organise autour de ces tranches horaires, expliquées en détail ci-après.

De plus, j'ai fait le choix de parler au féminin de l'infirmière. Tout d'abord pour garantir l'anonymat, mais aussi pour souligner le fait que la profession est représentée à plus de 90 % par des femmes (Stat Bel). Je soulignerai tout de même qu'aux soins intensifs, la proportion d'hommes infirmiers est légèrement plus élevée (+/- 10-15 %). Je fais aussi le choix de parler des docteurs en médecine, des médecins, qu'ils soient assistants ou chefs de clinique, au masculin. Ceci est représentatif de l'histoire de cette profession (Cohen, 2004) et des statistiques belges : « Cependant, parmi les médecins, on retrouve 51,65 % d'hommes alors que, chez les infirmiers et les aides-soignants, il y a respectivement 14,60 % et 9,18 % de prestataires masculins. »[2]

Enjeux et regards d'un terrain sous tension

Les soins intensifs COVID-19 sont à considérer comme une zone de non-droit où le silence demeure la norme. Comment donc parler de ceci sans perdre la confiance de mes informateurs, interlocuteurs, collègues et amis ? Comment parler de quelqu'un et garantir son anonymat, comment raconter l'émotion, comment écrire une langue inconnue, la langue des intensivistes, au plus grand nombre sans que celle-ci soit mal jugée ?

Les détails pratiques du fonctionnement de certains appareillages thérapeutiques ou l'explication technique de certains actes de soins ont été écrits dans des buts précis. Soit purement ethnographique afin que le lecteur soit immergé dans l'émotion ou la technicité froide nécessaire à

2 https://statbel.fgov.be/fr/themes/datalab/personnel-des-soins-de-sante

ce lieu. Soit à visée pédagogique, faire comprendre de quoi l'on parle. Nouer le dialogue, n'est-ce finalement pas ceci le travail de l'anthropologue ? En tout cas, c'est mon engagement : faire entrer en discussion, en conférence, les savoirs de la santé et des sciences sociales afin de construire une co-naissance.

Constat sur le terrain

L'imaginaire de la catastrophe, de la finitude, tout autant que l'imaginaire de la maladie ou de ce que serait être infirmière, médecin ou malade a été ébranlé par deux années de crise mondiale, mettant en évidence un certain nombre de mécanismes présents bien avant le début de l'épidémie. L'un de ces mécanismes est celui qui construit les hiérarchies sociales et le rapport de pouvoir sur mon terrain, l'hôpital. La sédufidélité, mise en tension par le changement, a bouleversé les habitudes et a provoqué un changement normatif, j'y reviendrai. Cet ébranlement de la norme a été dénoncé au plus haut niveau de l'État et médiatisé mondialement lors de la haie de déshonneur. Pourtant, rien ne change à première vue,

> “*La situation était déjà critique bien avant la pandémie, elle est devenue franchement préoccupante aujourd'hui.*[3]”

Cette phrase est écrite par le KCE, cet organisme de recherches sur les soins de santé parastatal, financé par les autorités fédérales. Le reportage d'investigation[4] publié par la RTBF le 24 mai 2022 nous dit aussi que des patients décèdent dans nos hôpitaux par manque d'infirmiers et qu'il en manquerait 20 000 à travers le pays. Le KCE appelle les autorités à

3 https://kce.fgov.be/fr/publications/tous-les-rapports/dotation-infirmiere-dans-les-soins-intensifs-belges-impact-de-deux-ans-de-pandemie-de-COVID-19

4 https://www.rtbf.be/article/investigation-dans-nos-hopitaux-des-patients-decedent-par-manque-d-infirmiers-10998467

mettre en place un plan global pour attirer les infirmières, en particulier vers les unités de soins intensifs, et les motiver à y rester. Pour cela, il préconise une meilleure reconnaissance du métier, une rémunération adéquate, une promotion de la formation, ainsi qu'une dotation en personnel équivalente aux normes internationales. Normes qu'il faudrait sans aucun doute revoir, celles-ci ayant été établies en 1987 et, qui plus est, ne sont pas toujours respectées comme l'affirme la directrice de nursing dans le reportage. Pourquoi, alors que l'organisme scientifique officiel de l'État dit, depuis plusieurs années, que la situation est critique et maintenant alarmante. Pourquoi, alors que le KCE donne des solutions concrètes aux gouvernants, pourquoi les gouvernances ne se remettent-elles pas en question et n'appliquent pas les recommandations ? Les recommandations sont également faites au niveau mondial par l'OMS… D'autres forces sont-elles en action ?

Cette entrefaite et la crise impulsent un changement normatif chez les soignants. En effet, à y regarder de plus près, je constate un mouvement social qui ne s'éteint pas (nous sommes en 2026). Ce mouvement est celui de l'infirmière au féminin ou plus exactement de la classe moyenne. Graeber, anthropologue… les classifie de *Caring Class*. Il n'a pu malheureusement finir cet ouvrage, et je n'ai pas pu me procurer cette partie inachevée, mais certains éléments ont tout de même été portés à mon attention. La *Caring class* serait ce qui maintient les parties traditionnelles au pouvoir. C'est exactement ici qu'une rupture sur le long terme semble s'inscrire sur mon terrain et se lie à l'échelle nationale et internationale. C'est d'ailleurs ceci qui m'a amené de l'unité 509 aux associations professionnelles et à la nouvelle et unique association syndicale nationale de soin infirmier.

Cette rupture, que j'ai observée dans l'hôpital, fera l'objet d'une autre monographie, mais, avant de vous en parler succinctement, j'aimerais vous amener un autre constat. Celui de la précarité dans lequel tombent de nombreux amis et collègues soignantes. L'infirmière est majoritairement une femme avec des enfants et il n'est pas rare qu'elle soit mère célibataire. Nous l'avons vu, 71 % d'entre elles sont à risque de burnout, disons-le clairement, le burnout fait partie du parcours professionnel de l'infirmière quand elle ne démissionne pas (*56 % pensent quitter la profession*). Le cercle vicieux est le suivant ; elles s'épuisent professionnellement, se mettent en congé maladie, perdent donc leurs primes de nuit, heures supplémentaires, etc. Elles reprennent avant de tomber à la mutuelle, car joindre les deux bouts serait impossible, retournent au travail dans des conditions toujours plus difficiles et récupèrent ce qu'elles ont perdu en faisant un maximum d'heures. Épuisées, elles remettent un certificat maladie, etc. Autour de moi, je vois mes amies infirmières, collègues, devoir prendre un deuxième travail (souvent indépendant complémentaire en soins à domicile). Je les vois en grande souffrance émotionnelle, je les sens épuisées, je les vois tomber dans la précarité... Que puis-je faire ?

Cette ethnographie débute par des échanges entre la direction, un médecin-chef d'unité et moi-même. Ce qui a amené cet échange d'email est la situation suivante : un patient arrivé durant la nuit via les urgences est installé dans une chambre avec sas, il n'est étrangement pas testé pour la COVID-19. Il n'est, a priori, pas hospitalisé pour le COVID-19, ce qui engendre qu'aucune mesure additionnelle de protection individuelle (gant, masque...) n'est prise, les portes du sas restent grandes ouvertes sur le service. Un test COVID-19 est demandé par le médecin. Je me suis donc permis de poser la question de la non-mise en place de mesure additionnelle, d'abord à mes collègues, ensuite à l'assistante en charge qui m'ont renvoyé vers le médecin-chef. Le protocole étant que s'il y avait suspicion de cas COVID-19, ce qui semble être le cas puisqu'un dépistage était demandé, il devrait donc être mis en isolement en attendant le résultat. Sans mise en place de mesure additionnelle de protection, le risque de contaminer tout le service, patients et collègues sont mis en évidence oralement auprès du médecin, en demandant si le test était nécessaire ou non et donc s'il fallait ou non mettre l'isolement. Cette situation a été pour moi un point révélateur sur le rapport de pouvoir en place et la construction symbolique des hiérarchies. Je vous laisse découvrir la suite dans le livre.

Une dernière expérience. Ma dernière expérience cette fois au service d'urgences dans un autre hôpital à un autre moment. Je travaille en 12 h. J'ai trente minutes de pause et un rythme insoutenable durant les 11 h 30 de travail. L'encadrement (staff) est incomplet, comme le confirme la cadre de santé sur la chaine nationale, et rappelons que les normes d'encadrement sont obsolètes. Je démissionne après un mois dans le service. Comment puis-je être disponible pour les patients 11h30 durant ? Comment puis-je prendre soin [*care*] de l'autre, alors que je suis moi-même en souffrance ? Comment puis-je être soignant dans ce système qui ne tient pas compte de moi soignant et des besoins fondamentaux du soin ?

Je ne sais plus et ne veux plus être infirmière à l'hôpital aujourd'hui. Car, il est impossible de prendre soin [*care*] de soi et de l'autre. Malgré l'acharnement des infirmières sur mon terrain de ramener du soin [*care*] dès qu'elles le peuvent, le traitement, l'acte biologique [*cure*], le biopouvoir prend toute la place. Jusqu'à en invisibiliser l'humanité profonde des soignants dévoués aux soins de l'autre. Amener de la réflexivité, amener du débat, réfléchir par moi-même, hors du champ moral de l'infirmière, paradigme de la santé belge, m'empêche d'être à ma place d'infirmière comme vous le verrez dans la monographie. En effet, être infirmière en Belgique, c'est être une exécutante, c'est être fidèle à la hiérarchie en place, c'est faire et ne pas être critique de cette hiérarchie et de ce management. Bon nombre de collègues me relatent ceci sous le couvert de l'anonymat, tellement elles craignent les sanctions de cette hiérarchie, et je ne parle pas de la maltraitance institutionnelle des étudiants soignants, de cette culture inhospitalière liée au rapport de pouvoir des dominants. La rupture se consume.

Prospection future

Ce récit ethnographique est un prélude nécessaire à la compréhension des enjeux sociaux qui se déroulent dans le monde de la santé. Dans la continuité, nous irons observer les associations professionnelles, comme vous allez pouvoir le lire dans la conclusion. Nous irons, ensuite, observer et participer à l'association syndicale nationale. Ce dernier terrain, dont je ne vous livre pas les éléments ethnographiques dans cette monographie, est aujourd'hui clôturé et je peux maintenant donner suite au changement normatif perçu dans l'hôpital. L'infirmière ajoute à son arsenal professionnel du soin, une désobéissance ordonnée au départ d'une compétence juridique nouvelle, qui a pour objectif de se défendre contre un état qui dérive face à sa morale. La rupture entre les parties traditionnelles, dont les syndicats traditionnels font partie, et l'infirmière est consommée, la confiance est épuisée, le rapport de force est engagé, autant en interne qu'en externe.

Cette monographie et celle à venir m'ont donné matière à prospecter. Comment penser la place de l'autre (autre que le biopouvoir, autre que le *cure*, autre que le naturalisme) dans l'organisation des soins de santé belge en général et dans la deuxième (voir troisième) ligne (l'hôpital) en particulier? Voilà une question qui nécessite réflexion. Comment repenser le rapport de pouvoir de nos politiques de santé et nos organisations de santé?

QUE S'EST-IL PASSÉ DERRIÈRE LES PORTES D'UNE UNITÉ DE SOINS INTENSIFS COVID-19 ?

5 h 30 – Le réveil sonne : la veille du combat

12/12/2019[5]
Premier cas officiel de COVID-19 détecté en décembre 2019 à Wuhan, en Chine.

04/02/2020[6]
*Le **premier cas positif** au coronavirus en Belgique est confirmé. Il s'agit de l'un des neuf Belges rapatriés de Wuhan, un quinquagénaire originaire de Flandre occidentale.*

15/02/2020[7]
Le premier Belge contaminé par le coronavirus quitte l'hôpital Saint-Pierre.

01/03/2020[8]
Un deuxième cas de contamination par le coronavirus est confirmé en Belgique.
À partir de cette date, le nombre de personnes infectées continuera de croître dans le pays.

---

5 https://www.who.int/fr/news/item/27-04-2020-who-timeline---COVID-19
6 https://www.healthcare-executive.be/fr/actualites/1-jaar-corona-een-chronologisch-overzicht.html ((IB.)
7 https://www.rtbf.be/article/le-belge-contamine-par-le-coronavirus-peut-quitter-l-hopital-saint-pierre-10433696
8 https://www.lesoir.be/283710/article/2020-03-01/coronavirus-un-deuxieme-cas-de-contamination-en-belgique

17/03/2020[9]
Le Conseil national de sécurité décrète le confinement.
La Première ministre ***Sophie Wilmès*** *annonce, d'un ton grave, la mise sous cloche du pays. Une première depuis la Seconde Guerre mondiale.*
Les Belges sont soumis au confinement à partir du 18 mars à midi, jusqu'au 5 avril.

11/04/2020[10]
Dans un communiqué de presse, l'Académie royale de Médecine de Belgique (ARMB) a recommandé le port généralisé du masque en tissu pour la population.

20/10/2021[11]
L'Organisation mondiale de la Santé (OMS) confirme que jusqu'à 180 000 agents de santé ont perdu la vie du fait de la COVID-19.

04/2020, 5 h 30

Bip bip bip bip... Le réveil sonne.

Mécaniquement, l'infirmière Stéphanie se lève. Passe à la salle de bain. Un café, une tartine. Elle est fatiguée. Le rythme de travail est éreintant. Hier, elle a fini à 21 h 30. 22 h 30 à la maison. Un bisou aux enfants qui dorment déjà. Elle recommence à 7 h. Elle ne verra pas ses enfants. Son mari, infirmier aussi, en *récup*[12], s'occupe d'eux. C'est son dernier jour d'une série de cinq. Elle finit par douze heures de travail, de 7 h à 19 h. Puis, trois jours de récup. Ensuite, elle commencera sa série de nuit.

Vite, elle va être en retard. Elle doit être là 15 minutes avant. Sur la route, déserte, la radio n'annonce pas de bonnes nou-

9 https://www.rtc.be/une_annee_avec_la_covid_deja_les_dates_cles_-1508403-999-325.html

10 http://old.armb.be/index.php

11 https://www.who.int/fr/publications/m/item/joint-statement-of-the-international-year-of-health-and-care-workers-steering-committee - https://www.icn.ch/fr/actualites/le-cii-demande-aux-pays-du-g20-de-prendre-des-mesures-pour-empecher-les-infirmieres-et

12 Récup : terme faisant référence à la récupération physique après les heures de travail. Peut aussi être utilisé pour signifier une récupération des heures de travail supplémentaires, qui est à différencier des jours de congés annuel.

velles. Les cas de COVID-19 augmentent. Les hôpitaux sont saturés et les soins intensifs remplis… – *Ce qu'ils disent est vrai. On est à genoux. Je ne comprends pas toutes ces personnes dans les parcs*[13] ? –

6 h 40 – Sur le parking, pointer, se changer

Elle se gare. L'hôpital est déjà en pleine effervescence. Les veilleuses finissent leur nuit. Le jour se lève. Les infirmières de jour passent le badge à la pointeuse. Si elles le passent une minute en retard, on leur enlève 15 minutes de paye – *par contre, les 15 minutes à l'avance pour se changer, celles-là, elles ne sont pas payées* – l'infirmière retire son uniforme du jour à l'automate, il fonctionne aujourd'hui. Elle se change au vestiaire qui se trouve quatre étages plus bas, au niveau -4, dans les sous-sols de l'hôpital, entre les chaudières, la morgue et les poubelles. Elle prend l'ascenseur de service pour monter au 9e étage. Son service a récemment déménagé : avant cette crise, elle était au 7e, la voilà maintenant dans le service de pédiatrie transformé en soins intensifs COVID-19 pour adulte.

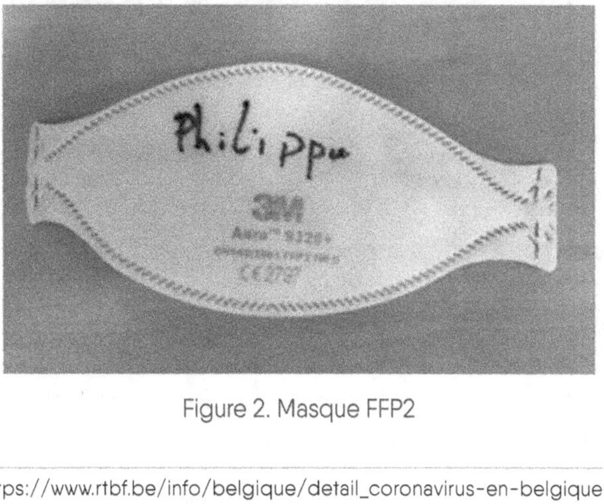

Figure 2. Masque FFP2

13 https://www.rtbf.be/info/belgique/detail_coronavirus-en-belgique-des-parcs-bruxellois-encore-tres-frequentes-la-police-deploie-ses-drones?id=10464050, 21 mars 2020

6 h 55 – Franchir le sas, attention danger

Elle rentre dans le service sécurisé par un badge. Sur la porte, on peut lire : attention, danger. Elle récupère son masque FFP2. Stérilisé pendant la nuit – *il sent la vieille odeur de lave-vaisselle.* – Pas le choix, le matériel est rationné[14]. Elle prend vite un café, s'installe dans la salle principale, trouve une chaise libre.

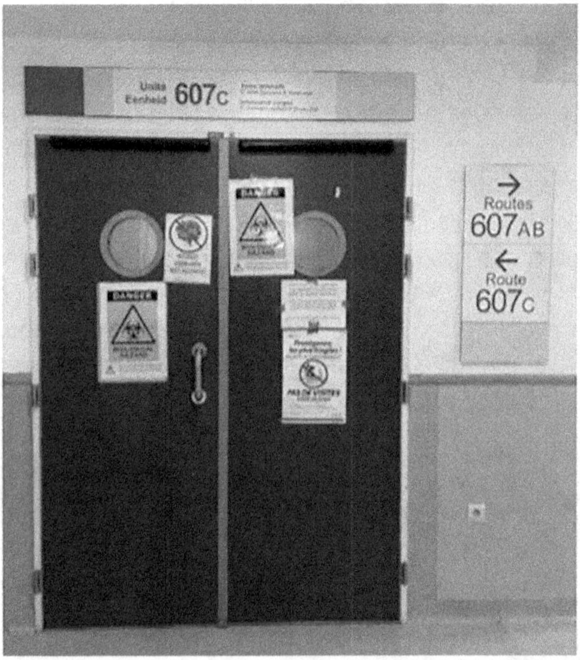

Figure 3. Porte d'entrée visiteur USI coronaire – U607c

Un petit bonjour à ceux qu'elle connait. Elle jette un œil sur le monitoring au centre du bureau. Récupère sa feuille de route, de rapport. Il est sept heures, le rapport commence. Les mines sont fatiguées, voire inquiètes.

14 Voir annexe 1 : https://COVID-19.sciensano.be/sites/default/files/Covid19/consensus%20on%20the%20use%20of%20masks_RMG_FR.pdf

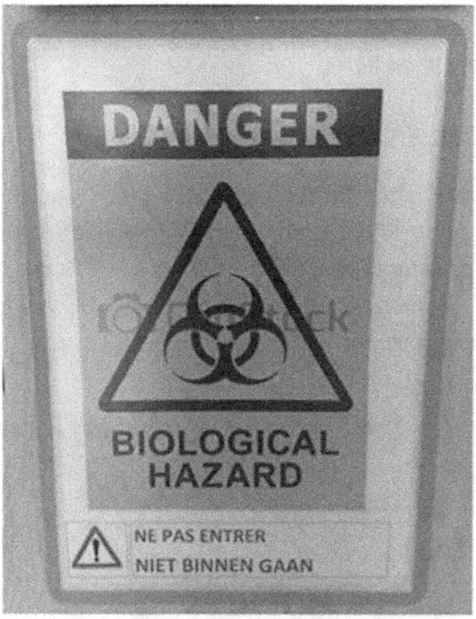

Figure 4. Affiche

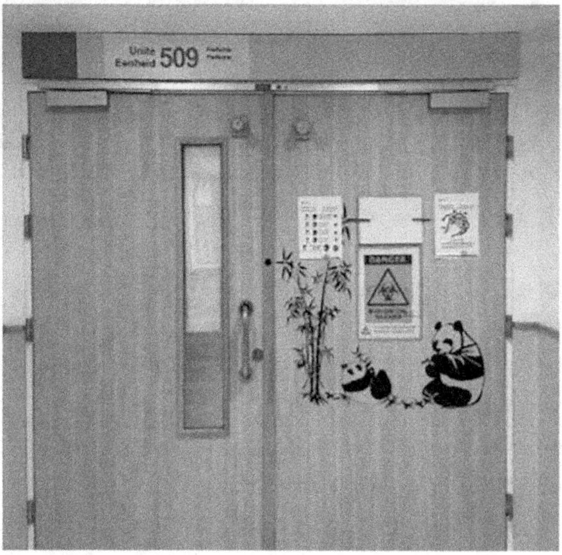

Figure 5. Porte d'entrée visiteur - USI COVID - U509

7 h – L'infirmière coordinatrice : le rapport général

L'infirmière coordinatrice

L'infirmière coordinatrice de nuit prend la parole et fait le rapport général de l'unité. Il sert à faire la répartition des patients entre infirmières. Plus tard, elle vérifiera les présences, absences, retards, organisera le planning et transmettra des informations générales et spécifiques du service ou de l'hôpital en aparté au coordinateur de jour.

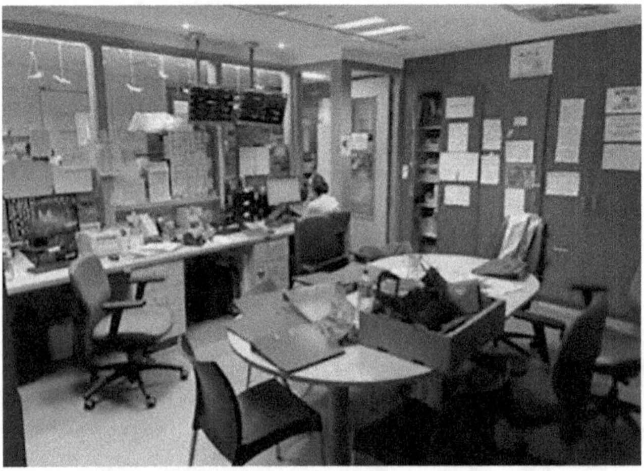

Figure 6. Bureau central vu vers le couloir (droite)

Chambre 1. *Louis, 63 ans. ARDS COVID-19. Optiflow (O.F.) 100 % 45L. Stable.*

Chambre 2. *Fabrice, 72 ans. ARDS COVID-19. Lunette 1L. Il sort aujourd'hui, on attend la chambre.*

Chambre 3. *Nam, 67 ans. COVID-19. Pas d'EP. O.F. 50 %. 5L. Drain thoracique. APTT au 12h.*

Chambre 4. *Michèle, 75 ans. COVID-19. Suspicion EP, DDimers, Ct négatif. HBPM thérapeutique. ESV. HTA. OF 100 % 50L, CPAP +8.*

Chambre 5. Décédé hier soir, chambre OK. On attend un appel des urgences. On fera le transfert de lit au scanner.

Chambre 6. Joachim, 81 ans. ARDS COVID-19 sévère. Septicémie BGN et coque + Pyo dans urine. VAC 30 ml x 20, Peep8, Fio2 60 %, 7.53/35/97 Lact. 1.1

Chambre 7. Ornella, 65 ans. ARDS COVID-19. STEMI subaigu en inférieur. VS PEEP 10/06 fio2 45 %. Stable.

Chambre 8. Jean-Claude, 81 ans. COVID-19^{+} NSTEMI, EP ? DDimers +++. Ça va. O.F. 100 % ne veut plus de VNI.

Chambre 9. Alouette, 73 ans. COVID-19^{+} néomammaire en cours d'investigation. Ça va. OF 50 %

Chambre 10. Geoffrey, 59 ans. 180 kg. Décédé cette nuit. Faut faire la toilette mortuaire. Coccinelle fait. Entrant possible du 309.

Chambre 11. Archi, 71 ans. COVID-19. EP ? ? Staph A Multi S. IOT VC 80 % 400 × 26. Tension labile.

Chambre 12. Bill, 69 ans. Pneumopathie COVID-19. Pneumo médiastin. IVS. VAC 320x28 Peep 7 100 % Pplat 30-32. 7.40/63/94. En ventral. Je ne sais pas pourquoi les médecins ne veulent pas arrêter...

Chambre 13. Ah non, il n'y en a pas. Truc de superstition.

Chambre 14. Daniel, 52 ans. COVID-19. Pas d'EP. O.F. 70 %. Retard mental et obésité.

Chambre 15. NMUSU, 53 ans. Sepsis sur COVID-19. IRA Tavanic J2. Suspicion TBC (quadrithérapie) Méningite ? HIV (pas compliant). IVC. Décubitus ventral. VAC 20 × 470 PEEP 1 Fio2 100 %. Curarisé le soir. À dialyser. Dexa j1.

Chambre 16. Léo, 64 ans. ARDS COVID-19 sévère. Septicémie. Anémie multifactorielle. J7 ECMO 4.1L/min Balayage 9/min. Fio2 100 %. 7.45/40/55. En ventral depuis 4 h du matin. IVS J5. Propofol / M+ / Ketalar / MDZ. Bibpap 25/15/10 40 %. IRA sous CVVH 12e jour, filtre changé hier, retrait 20.

Chambre 17. *Souad, 40 ans. ARDS COVID-19 sévère. J/ 2 IOT. ECMO J/2. 3.76lt/min, Balayage 9/min, Fio2 100 %, HNF6 3cc/h. Polytransfusée. IVS. Propofol / M+ / Ketalar / MDZ. Bipap 20/10/10 < 35% Fio2. 7.43-41-76. J/2 accouchement. Bébé positif COVID-19. Son mari est venu hier, il a demandé si elle pourrait encore avoir des enfants.*

Info générale *: Les psychologues nous font savoir qu'ils sont disponibles et nous soutiennent. Pour ceux qui ne sont pas sur WhatsApp, une vidéo*[15] *est disponible. Ils passeront cet après-midi.*

Voilà, qui veut quoi ? –

Témoignage soignante

Alors que tu écoutes le rapport de la nuit, les derniers paramètres de chaque patient. Tu dois téléphoner à la famille pour annoncer la nouvelle. Réveiller quelqu'un par un « Bonjour Madame, je téléphone malheureusement pour vous annoncer une mauvaise nouvelle... » Alors tu repousses. Tu repousses parce que tu n'en as ni la force ni l'envie. Parce que tu ne veux pas les réveiller avec un appel comme celui-là, parce que tu veux laisser à ces gens encore quelques heures loin du deuil et de cette souffrance.

26/06/2020[16]

L'hôpital universitaire bruxellois, également centre de référence pour les maladies infectieuses, a testé 326 membres de son personnel, par tests PCR et tests sérologiques. Cette étude d'une durée de 6 mois vient de révéler ses premiers résultats préliminaires :
dans les unités liées au COVID-19, un membre du personnel sur 8, soit 12,6 % (41 personnes) se sont avérés positifs.

15 Voir dossier protégé - Code d'accès sur demande au propriétaire.

16 https://www.sciencedirect.com/science/article/pii/S0195670120303133 - https://www.rtbf.be/info/dossier/epidemie-de-coronavirus/detail_chu-saint-pierre-en-unite-covid-1-membre-du-personnel-sur-8-infecte

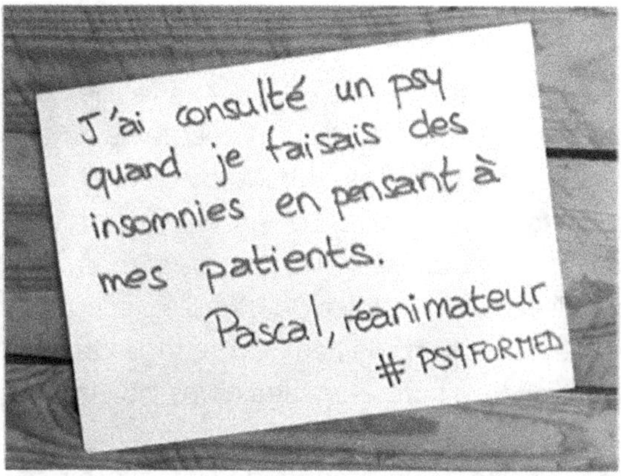

Figure 7. « Message déposé là... »

Pendant le rapport :

Le téléphone sonne ; – *Ce sont les urgences qui appellent.* – – *Il faut apporter le lit au scanner. Le patient y est déjà. Il attend.* – Une des infirmières présentes dans la salle de rapport : – *C'est bon, j'y vais. Re-donne-moi comme hier.* –

Des regards s'échangent, des sourires, voilà, il est l'heure, quelqu'un prend la parole, il prend les présences. Ensuite, aidé de la feuille de rapport comportant les informations minimums essentielles, c'est-à-dire identité, pathologie principale, matériel en place (respi, CVVH...) et remarques, il procède à la transmission générale qui nous permet d'avoir plus ou moins une vue d'ensemble du service. Puis vient le temps de la répartition, chacun choisit plus ou moins le patient qu'il a envie de prendre en charge en fonction de plusieurs critères tels que : s'il s'en est déjà occupé, s'il s'en est déjà trop occupé, est intéressé par la technicité, comporte peu de matériel invasif technique en lien avec le niveau de connaissances individuelles, il est curarisé, ou il y a un contact, la charge de travail, la fatigue, le nombre de jours d'affilée de travail. Autant de facteurs qui entrent en ligne de compte, le regard des autres aussi.

Les opérateurs

Chacun garde encore les yeux sur sa feuille de rapport, sidéré par ce que ce rapport dit : une charge de travail énorme, des patients au plus mal, l'incertitude du devenir proche des patients, certains déjà partis. Le verbatim – *stable*[17] – est ici dépassé – *ils sont pour ainsi dire tous dégradés, instables.* – Les yeux se lèvent difficilement de la feuille de rapport désormais complétée individuellement. On se regarde, on regarde le tableau blanc où sont écrits les noms des infirmières en charge, par shift. Nuit. Matin. Soir. Certains noms sont déjà inscrits de la veille, tel le prénom de l'infirmière partie d'urgence au scanner. Qui va prendre la parole en premier ? Comment va-t-on répartir la charge de travail, notre journée ? Ce silence, tantôt nécessaire, tantôt absent, peut être pesant. Répartir équitablement la charge de travail, l'émotion, l'affection ou l'aversion est la première tâche du matin. Elle indique et construit l'ambiance, l'équilibre social du jour.

Ce matin l'ambiance est lourde, les mines sont fatiguées. Tout le monde ne se connait pas. C'est l'une des particularités de cette période : les infirmières opératrices arrivent principalement de trois services : réanimation médicale, réanimation chirurgicale et unité coronaire. Ce sont, pour la plupart, des infirmières aguerries dans leur discipline et spécialisées dans les soins intensifs. Le manque de personnel étant chronique depuis plusieurs années, chaque hôpital s'est organisé : avec une réserve d'infirmières volantes[18], ou via les agences d'intérim. Si ces aménagements restent fragiles pour l'ensemble des services, ils le sont davantage encore pour les services de soins intensifs, car le personnel qualifié se fait rare. En cette période singulière, la charge de travail est disproportionnée et le personnel manque. Un élan de solidarité est néanmoins

17 Stable : graduation imaginaire de l'état potentiel de dégradation des patients. Antonyme d'instable.

18 Volant d'un service à un autre en fonction des besoins.

à constater : des intérimaires aux parcours divers se présentent. Des infirmières d'autres services de l'hôpital, actuellement fermés, telle la salle de réveil, se joignent également aux équipes. Enfin, des enseignants en soins infirmiers, des retraités, des collègues travaillant en santé communautaire... viennent renforcer l'équipe et trouvent leur place dans cette fourmilière. – *Il y a néanmoins une vraie ambiance différente, car tous sont les bienvenus, il faut juste savoir comment on peut compter dessus, et trouver la place de chacun.* –

L'infirmière opératrice est apparue durant cette crise. Il s'agit en effet de l'infirmière en charge des soins du patient. En salle d'opération, c'est l'équivalent de l'infirmière qui assiste le chirurgien durant l'opération. À la différence qu'aux soins intensifs, c'est l'infirmière qui opère le patient. C'est l'infirmière qui prodigue des soins hautement techniques au patient. C'est elle l'opératrice. Son rôle est de suppléer les fonctions biologiques déficientes, surveiller les évolutions biologiques, mettre en place des traitements en garantissant la continuité et l'exactitude, qui se calcule régulièrement en microgramme, par kg, par minute (Gamma/kg/min). Elle accompagne le patient dans des moments critiques, agit de façon précise, réfléchie et humaine[19]. Vous comprenez que les personnes qui reviennent aider, avec toute la bonne volonté du monde, ne peuvent pas toutes être opératrices. Elles seront soit envoyées dans d'autres services, soit se rendront utiles comme aidantes.

Revenons à la distribution de la charge de travail entre les opérateurs. Certains plus chevronnés, plus sûrs d'eux ou plus autoritaires n'hésitent pas à prendre la parole. – *Je connais la 6 et la 4.* – Certains ont un choix très arrêté. – *De toute façon, l'ECMO, c'est moi, donne la 16.* – – *Ce qui est bien quand tu as un ECMO, c'est qu'on te laisse tranquille.* – D'autres encore n'ont pas de préférence. – *Moi, cela m'est*

19 https://www.vinci.be/fr/formations/soins-intensifs-et-aide-medicale-urgente-siamu

égal, peu m'importe. – – *Moi, je m'en fous de changer, tous mes patients sont décédés.* – D'autres sont prêts à faire des concessions. – *J'avais la 1 et la 2 hier, mais comme vous voulez.* – Les derniers ne s'expriment pas ouvertement. – *Et toi tu veux quoi ?* – Et puis, il y a les nouveaux : – *Et toi tu es qui, opérateur ou aidant ?* – – *Je suis Philippe, infirmier SIAMU, c'est mon premier jour.* – – *Aidant, donc.* – Tant bien que mal, la répartition se fait, chaque patient trouve son infirmière ou dirais-je, chaque infirmière trouve ses patients et le groupe, son équilibre, ou devrais-je dire son déséquilibre.

Dans un contexte où la profession infirmière est désormais la plus recherchée du pays, il est important de comprendre les défis persistants auxquels elle fait face, notamment la pénurie de personnel et la surcharge de travail, exacerbées par la crise sanitaire

29/03/2021[20]
Carte blanche
Le métier désormais le plus recherché dans le sud du pays : celui d'infirmier. C'est le Forem qui le dit. Pourquoi cette pénurie ? Principalement à cause des carrières incomplètes : de 5 à 10 ans dans les soins intensifs. Cette fuite augmente la charge de travail infirmière, ce qui va encourager à quitter prématurément la profession… Alors que les soins intensifs sont actuellement confrontés à des pics d'hospitalisations. Un cercle infernal. Cette situation de surcharge de travail existait déjà avant la pandémie. Selon une étude effectuée par la SIZ Nursing en mai 2019 dans 16 hôpitaux de la Fédération Wallonie-Bruxelles, les infirmiers des unités de soins intensifs subissent une charge de travail deux fois supérieure à la norme légale prévue. Pour rappel : selon plusieurs études scientifiques internationales, une charge de travail infirmière excessive augmente les complications et la mortalité des patients.

20 https://www.levif.be/actualite/belgique/le-cercle-vicieux-de-la-penurie-infirmiere-aux-soins-intensifs-carte-blanche/article-opinion-1408961.html

La pandémie a amplifié cette charge de travail aux soins intensifs. En effet, la SIZ Nursing a réalisé une étude dans 3 hôpitaux lors de la première vague. En comparant 100 patients avec la COVID-19 hospitalisés aux soins intensifs et les patients de l'étude de 2019, il a été mis en évidence que les patients admis pour la maladie COVID-19 nécessitent 20 % de charge de travail infirmière supplémentaire. C'est, entre autres, pour cette raison que du personnel d'autres services est venu prêter main-forte dans les services de soins intensifs et que les hôpitaux ont été obligés de diminuer l'activité non COVID-19.
Enfin, une dernière étude réalisée par la SIZ Nursing démontre une prévalence de 68 % du risque de burn-out des infirmières de soins intensifs. Le burn-out étant associé de manière statistiquement significative à la charge de travail.
L'OMS craint une augmentation de la pénurie infirmière dans les prochaines années à cause de cette pandémie et ceci est corroboré par une étude de Sciensano démontrant que 20 % des professionnels de la santé disent vouloir quitter leur profession.

Vu l'impact sur les complications et sur la mortalité des patients, la pénurie infirmière est un véritable problème de santé publique. Nous sommes malheureusement dans un cercle vicieux qui va être difficile à casser, surtout vu la charge de travail, le manque d'attractivité et de reconnaissance, la pénibilité... Il est donc temps d'investir intelligemment et de manière urgente dans la profession infirmière, conformément aux demandes de l'OMS et du Centre fédéral belge d'expertise des soins de santé (KCE), notamment, en entendant les représentants des infirmiers.

Arnaud Bruyneel, Yannick Hansenne & Jérôme Tack.
Administrateurs de la SIZ Nursing

Comme je l'écrivais, les opérateurs de cet hôpital viennent principalement de trois services : 607a réanimation médicale, 607b réanimation chirurgicale et 607c unité coronaire. Ce point est important pour comprendre l'organisation habituelle, ici bouleversée. La 607a est fermée, c'est l'unité créée de toutes pièces, la 509 COVID-19 (Liévin, 2020, p.123) qui la remplace. Les deux autres unités restent ouvertes. 607c unité COVID-19 et 607b unité polyvalente et réserve COVID-19. La capacité passe ainsi de trente à quarante-cinq lits USI, dont trente-trois dédiés à la COVID-19. Cette capacité sera atteinte le 27 mars (Liévin, 2020, p.124). De plus, la salle de réveil sert d'USI COVID-19 temporaire. Les besoins en personnel sont directement liés au nombre de patients et aux soins que nécessitent les pathologies : 20 % de charge de travail de plus pour les infirmières s'occupant de patients COVID-19 (Bruyneel, 2021), plus le temps d'habillage et déshabillage (Haegdorens et al., 2021) ; bref, le besoin de personnel qualifié explose. La répartition habituelle du personnel, regroupé en équipe par unité avec un médecin coordinateur attitré, n'est plus tenable. Il faut réorganiser pour mieux répartir les forces. De plus, les plus aguerris doivent former les moins expérimentés rapidement. Le personnel des trois USI n'est plus attitré à son unité, mais est mis à disposition des besoins de l'ensemble des USI, du jour au lendemain. Les horaires s'organisent au jour le jour, heure après heure en fonction des besoins.

CEO de la clinique Saint-Jean, Bruxelles
« Le COVID-19 a secoué la vie des gens. Afin de pouvoir me concentrer complètement sur les soins et les équipes de la clinique Saint-Jean, nous avons décidé de répartir nos enfants au sein, disons, d'une famille d'accueil. »
(De Corte, 2020)

L'unité 509 est utilisée, car le nombre de lits y est plus élevé que dans la 607a et les chambres sont individuelles avec un sas les séparant du couloir. Les chambres sont également sous pression positive. Chaque unité du fonctionnement normal, ou devrais-je dire anormal (Hermesse, 2020), existe pour quatre raisons principales qui s'entrecroisent :

Le **financement** (1) ou, devrais-je dire, la dette (Graeber, 2013), sans entrer dans les détails, est organisé en nombre de lits agréés occupés et forfaits jours[21]. Le nombre de lits qui

21 https://etaamb.openjustice.be/fr/reglement_n2020010230.html

peuvent être mis à disposition dans l'institution dépend de quotas et d'agréments fédéraux. Le financement ne distingue pas les 3 unités 607a, b, c. En revanche, il organise le nombre de membres du personnel, soignant et non soignant, médical, infirmier et paramédical, en fonction du nombre de lits et du type de lit. La structure hiérarchique découle également du financement. Je reviendrai sur ce point. Durant la première vague, la capacité hospitalière a fait couler beaucoup d'encre. Cette capacité est intimement liée au financement[22] : financer des lits vides et du personnel inactif « juste au cas où » n'est pas chose aisée dans une société capitaliste. La pandémie a mis en difficulté l'hôpital, car la capacité d'absorption n'était pas suffisante. Offre insuffisante pour une demande débordante, en somme. Cette capacité est mesurée et organisée dans les plans d'urgence hospitaliers (PUH) au départ de deux concepts : la capacité réflexe et la capacité de traitement[23]. Les chiffres désirés sont établis sur la base des expériences passées : attentats, accidents majeurs : jamais une pandémie. L'hôpital, déjà en tension permanente due au sous-financement chronique[24], s'est vite retrouvé en surtension ; d'abord dans les services d'urgence, ensuite dans tous les autres services, les services de soins intensifs en tête de liste pour les raisons explicitées ci-dessus.

Dans cet hôpital, les unités sont divisées par spécialité : USI A chirurgie, USI B médecine, USI C cardiologie, afin d'obtenir plus de lits agréés et, de facto, plus de financement. Exemple : l'USI C est sous la responsabilité du médecin-chef des soins intensifs, mais est dans un même temps sous la direction du cardiologue interventionniste. Les lits de l'USI C sont donc financés lits soins intensifs, mais, dans les faits, il s'agit d'une

22 https://matheo.uliege.be/bitstream/2268.2/9245/5/TFE%20-%20Lucas%20Fontaine.pdf

23 https://kce.fgov.be/sites/default/files/atoms/files/KCE_335B_Capacite_hospitaliere_durant_pandemie_COVID-19_Synthese_0.pdf

24 https://www.lecho.be/economie-politique/belgique/general/a-bruxelles-et-en-wallonie-45-des-hopitaux-sont-dans-le-rouge/10182430.html

unité de cardiologie interventionnelle, unité coronaire[25] (beaucoup d'actes, courts séjours, beaucoup de financement). La ligne hiérarchique se dessine progressivement, la cardiologie interventionniste est indispensable au financement, mais le médecin intensiviste l'est tout autant. La reconnaissance symbolique du statut d'USI aux yeux des soignants étant liée au statut social et hiérarchique dans la profession, j'y reviendrai en détail.

P. F. Laterre
Médecin-chef USI Saint-Luc, Bruxelles
Le taux d'occupation des lits s'obtient uniquement pour chaque hôpital en passant par sa propre base de données. Le ministère sait le nombre de lits « agréés », mais ne sait pas les lits réels. En effet, cet agrément est souvent ancien (Saint-Luc, 35 agréés, mais 48 réels, plus 10 pédiatriques). Ensuite, tu dois ajuster ton taux d'occupation aux lits ouverts (fermetures transitoires faute de personnel). Et finalement, tu dois regarder les périodes calendrier (octobre à mars est souvent très occupé et les hôpitaux se contactent via les urgences et SAMU pour se transférer des patients faute de place). Il n'y a pas de registre (hors récente période COVID-19), et où, d'ailleurs, on regarde le nombre de lits occupés COVID-19 et le nombre de places libres. De là, on déduit sur base du nombre de lits agréés le taux d'occupation (sans compter que, pour éviter de recevoir plus de COVID-19, certaines institutions trichent et disent : plus de place). Ce n'est pas un secret au niveau des hôpitaux. Le sous-financement, c'est avant tout le personnel spécialisé (infirmiers de SI) et les honoraires (beaucoup d'actes réalisés ne sont soit pas associés à des honoraires, soit aux honoraires trop faibles). Tu vas donc privilégier des pathologies chirurgicales avec des séjours courts qui rapportent plus à un hôpital. Tout ce qui est associé à beaucoup d'actes techniques rapporte plus. Un COVID-19, cela te coûte et occupe un lit.

25 L'unité 607c est une unité coronaire, qui se différencie des unités classiques de cardiologie (comme la salle 507) par le degré aigu de la pathologie coronarienne et la nécessité d'un suivi continu par monitoring. Classiquement, les unités coronaires ne sont pas liées aux USI. Ni financées, ni staffées comme des USI. Elle sert aussi de *stroke unit* à l'occasion.

L'histoire (2) de l'institution et, plus généralement, de la médecine intensive et des professions médicales et chirurgicales (Désir, 2006). L'organisation singulière de cet hôpital ne faisant pas exception, les unités se sont organisées distinctement selon l'autorité du médecin, du chirurgien et, enfin, du cardiologue interventionniste. Cette organisation trouve son fondement dans des justifications de spécificités matérielles, techniques et de financement. Par exemple, la chirurgie a du matériel lié aux chirurgies ORL ou digestives que la médecine n'a pas. La médecine a plus l'habitude de manipuler les respirateurs dans des cas d'infection pulmonaire dépassée (ARDS) chez des patients atteints de maladies chroniques des voies respiratoires (BPCO), ce que la chirurgie n'a pas. L'unité coronaire est quant à elle plus habituée aux courts séjours (24 à 48 h), alors qu'en médecine ils sont plutôt longs... L'une des justifications de cette organisation se trouve dans l'histoire sociale des professions de santé. À ce sujet, je soulignerai seulement que l'histoire et l'organisation des professions médicales met en évidence le fait que l'ascension sociale est avant tout d'origine politique et non liée aux innovations médicales qui interviennent ensuite (Pinell, 2009). Une autre justification se trouve dans l'histoire architecturale.

Claire Dickstein[26]

Archiviste honoraire, CPAS de Bruxelles

En 1174, les bâtiments d'une léproserie entouraient une chapelle dédiée à Saint-Pierre. Ce n'est qu'en 1783 que les bâtiments de l'ancienne léproserie reçoivent une affectation véritablement hospitalière. Dans ce premier hôpital Saint-Pierre, le Magistrat de Bruxelles établit un « hôpital succursale » du vieil hôpital Saint-Jean. L'établissement est cédé à l'État autrichien en 1786 et Joseph II y établit un « hôpital général » du modèle de celui qu'il a créé à Vienne. En 1788, il y fait transférer les cours de clinique de la faculté de médecine, antérieurement installée à Louvain, et l'hôpital devient ainsi un hôpital « universitaire ».

26 https://www.stpierre-bru.be/fr/hopital/historique

Du couvent au 3e millénaire
C'est sous l'Empire que, pour la deuxième fois, Saint-Pierre devient un hôpital d'enseignement clinique. S'y ouvrent en 1809 des « cours gratuits de médecine, de chirurgie et de pharmacie » destinés à former non plus des universitaires, mais de simples officiers de santé. Ces cours, réorganisés en école de médecine à partir de 1824, n'en constitueront pas moins le noyau de la faculté de médecine de l'université de Bruxelles. Revoici donc l'hôpital devenu un établissement d'enseignement de niveau universitaire. L'hôpital, à cette époque, est toujours installé dans les bâtiments du XVIIIe siècle, à peine modifiés. Ils sont devenus totalement insuffisants et vétustes.

L'architecture (3) du bâtiment fait le pont entre les financements hospitaliers, l'histoire des professions de santé, les organisations politiques de la ville de Bruxelles et son CPAS. Ces éléments organisent structurellement le plateau technique en trois unités distinctes, interconnectées par un couloir qui longe l'USI c et donne accès aux USI a et b au bout du couloir. Le couloir débute dans la salle d'attente commune aux USI. On trouve, au milieu du couloir, la salle de cathétérisme cardiaque, directement reliée à l'USI c et un ascenseur reliant le service des urgences, de néonatologie, la salle d'accouchement et la salle d'opération aux USI. C'est le bâtiment 600 dont le septième étage est destiné aux USI. L'unité 509 ne se trouve pas dans cette aile de l'hôpital, mais dans le bâtiment 500, au neuvième étage, unité 509. Le bâtiment 600 se trouve à l'extrême nord-est, alors que le 509 est à mi-distance avec l'autre extrême du bâtiment. Deux passerelles mitoyennes les relient et des ascenseurs pouvant accueillir les patients alités sont disponibles. L'une des passerelles relie l'ensemble des bâtiments, l'autre relie deux services. Celle-ci est occupée par le matériel et sert de lieu pour les pauses repas, la cuisine étant trop petite pour l'équipe en cette période de distanciation sociale. Le scanner se trouve au même étage que les urgences, au 4e, quelque part entre les bâtiments 500 et 600. Les étages nous perdent un peu dans l'espace, car l'ensemble de l'hôpital est construit sur une pente qui relie le bas de la ville, le quartier des Marolles, au haut de la ville, le Palais de justice. Le 4e étage étant l'entrée principale de la rue aux Laines et le 0, les sous-sols au départ de la rue Haute. L'hôpital est relié par les sous-sols à l'institut de référence en cancérologie, dont l'entrée se trouve devant la porte de Hal. Nous sommes au cœur de Bruxelles et de son histoire.

Claire Dickstein[27]
Archiviste honoraire, CPAS de Bruxelles
https://youtu.be/s_fGF0Rd5Xc

Novateur dans son architecture :
Saint-Pierre était, à ses débuts, un hôpital « complet », où chaque spécialité était représentée par une consultation et par des lits d'hospitalisation. C'était aussi un hôpital « à l'américaine », nouveauté en Belgique à l'époque, tant au plan de sa conception architecturale que pour ce qui avait trait à son organisation. L'architecte DEWIN eut l'idée d'un hôpital vertical, du type « corridor system », agencé pour faciliter « une communication rapide et une coopération aisée entre les services, les salles, les consultations et l'école de médecine ». Le Docteur J. WYDOOGHE, directeur de l'hôpital, s'était quant à lui initié à la gestion hospitalière à l'américaine. Au plan médical, Saint-Pierre se voulait hôpital « de groupe », favorisant la coopération constante des praticiens des différentes disciplines, où – tradition oblige – le secteur des consultations était très développé, et où l'on trouvait même un petit hôpital d'urgence, embryon de celui que la Commission d'assistance publique développera et modernisera en 1963. Pour les médecins, la grande innovation était le temps plein accordé aux chefs des deux grands services de médecine et de chirurgie. L'hôpital incarnait un idéal de collaboration entre l'Université et « l'administration de la bienfaisance ».
De par leur proximité, les laboratoires et les cliniques formaient « une cité où s'entraident la science et l'expérience recueillie au chevet des malades ».

27 https://www.stpierre-bru.be/fr/hopital/historique

L'hôpital commençait sa carrière porteur de grandes espérances. Certaines des innovations qu'il apportait allaient connaître un large développement ultérieur, les archives médicales, le service médico-social, la comptabilité hospitalière et la diététique médicale, par exemple. Sur deux points essentiels pourtant, le modèle proposé en 1935 fit long feu. Dès 1938 d'une part, tant par manque d'un apport suffisant de patients dans les services de chacun des hôpitaux Brugmann et Saint-Pierre que pour des raisons financières, on décida d'unifier leurs services de spécialités. Le déménagement de la faculté de médecine et des instituts universitaires, d'autre part, allait démanteler la « cité scientifique » de la porte de Hal. Saint-Pierre allait devoir faire, au cours des décennies suivantes, un effort constant d'adaptation au progrès des sciences médicales et des technologies, comme au changement des mentalités. C'est, en définitive, l'inadéquation des bâtiments qui va se révéler cruciale. Ils sont insuffisants face au développement des consultations – manque de salles d'attente et d'examen –, à celui des moyens d'investigation – radio, laboratoires –, à la multiplication des départements, aux activités nouvelles, telle la médecine d'urgence, à la nécessité de cloisonner les salles tant pour éviter la contamination intra-hospitalière que pour répondre aux désirs des patients. Il s'ensuivra d'incessants travaux : nouvelle garde (1963), nouveaux laboratoires (1970), nouvelle polyclinique (1985), installation de nouveaux ascenseurs. L'hôpital allait être un perpétuel chantier jusqu'à ce qu'une opportunité s'offre, enfin, en 1987, de le reconstruire pour la 3e fois.

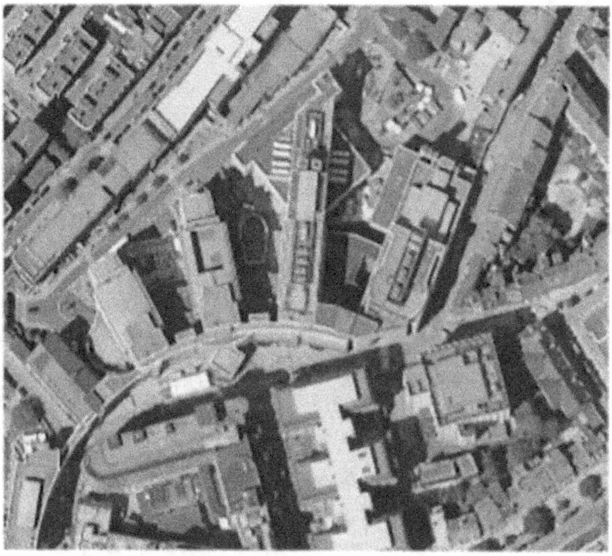

Figure 8. Print screen Google Maps (zoomé)

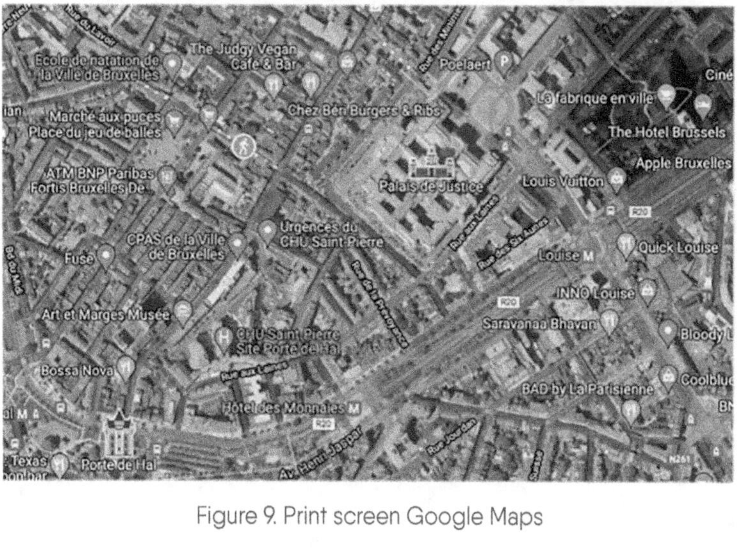

Figure 9. Print screen Google Maps

Enfin, **l'organisation sociale** (4) découle de ces trois éléments complexement imbriqués les uns dans les autres. Prenons le temps de ce travail pour décortiquer cette question, qui apparait clairement au milieu de la réorganisation générale et de cette syndémie. Quelle est l'organisation sociale de l'unité 509 ? Autrement dit : comment s'organisent les rapports de pouvoir et mouvements sociaux dans l'unité 509 ?

Un médecin senior sur place, un médecin-chef rappelable, six infirmières et trois aidants font la nuit aux soins intensifs. Le médecin senior a aussi la responsabilité des unités d'hospitalisation. La journée, il y a un médecin-chef, deux médecins assistants et une opératrice pour deux ou trois patients les meilleurs jours, cela va jusqu'à quatre ou cinq patients par opératrice les pires (AR 27/04/1998)[28]. La moyenne est de quatre aidants la journée. – *Il y a beaucoup de monde dans le bureau central, le staff du matin plus le staff de nuit cela fait plus ou moins 30 personnes pour 16 patients, tous dans des états sévères. – Le rythme des soins intensifs est particulier, tout est urgent, mais rien ne sert de courir, une chose à la fois. Nos esprits sont habitués, formés à placer les priorités.* – « Les infirmières effectuent en moyenne 72,3 tâches par heure, sont multitâches 34 % du temps et sont interrompues par des collègues ou des patients toutes les 6 min. » (Kalisch et Aebersold, 2010). – *Les esprits habitués à cette gymnastique se contraignent à trouver des repères de stabilité dans l'instabilité environnante* – ; ils se concentrent sur la transmission et l'organisation du jour.

28 https://www.gallilex.cfwb.be/document/pdf/44498_000.pdf

Bonsoir pour demain au 509 c'est très chaud. 8 opérateurs avec 15 patients dont 3 sous ecmo. 1 infirmière pour un patient ecmo... Ça fait plus que 5 opérateurs pour 12 patients. C'est impossible. On est crevés et au bout du rouleau. C'est pas possible de se retrouver avec 3 patients. C'est vraiment très lourd et les patients ne vont pas bien. Il faut faire qqch !!!! C'est pas sur toi mais là c'est insoutenable !!! Vraiment !!! Et je ne pense pas être la seule à le penser. Merci

Figure 10. Extrait du groupe WhatsApp

Alors que la transmission est amorcée, au même moment, le rapport de la veilleuse, la passation des opérateurs, par-delà la paroi vitrée du desk qui nous sépare du couloir, une autre scène se donne à voir.

7 h 05 – Les aidants : armer la fourmilière

Les aidants, sortis de l'office avant ou pendant le rapport et d'autres fois restés dehors, se rassemblent. Ceux ayant fait la nuit sont sur le départ, ou bien déjà partis. – *C'est à ce moment que je comprends qu'il y a des aidants et des opérateurs et que je me pose la question : où dois-je aller ? Je reçois une vague information quant au fait que les aidants sont dans le couloir.* –

Le travail des aidants s'organise comme suit :

Tout d'abord, se répartir les chambres de manière équitable – *le partage des chambres des aidants est une chose sérieuse. Chacun a sa logique et il faut arriver à trouver un compromis social acceptable pour tous.* – Ce matin, cela se passe rapidement, organisation mathématique et logique au départ de l'organisation des chambres. D'autres fois la discussion est plus longue, plus compliquée. 16 chambres, dont deux lits vides, sont à se répartir. Philippe prend le groupe des six du fond. Madeline, kinésithérapeute de formation, les six chambres du milieu, chacun de nous ayant une chambre vide. Enfin, les quatre chambres de l'entrée du service sont pour notre collègue Vanessa, infirmière circulante de salle d'opération, réaffectée à ce service. Les quatre chambres à l'entrée du service sont des chambres doubles habituellement. Aujourd'hui, elles servent pour les patients les plus sévères, avec circulation extracorporelle, épuration extrarénale, beaucoup de matériel encombrant, beaucoup de boulot.

Chacun s'attitre un téléphone portable et inscrit le numéro de téléphone de l'appareil sur des papiers que nous collons sur les fenêtres des chambres, afin qu'ils soient visibles de l'intérieur de la chambre. Cela permet aux opérateurs en chambre de nous appeler et de communiquer avec l'extérieur : demander du matériel, des résultats, un conseil, un renfort, parler au médecin… Parfois, une réponse immédiate est nécessaire, d'autres fois c'est moins urgent. À l'intérieur de la

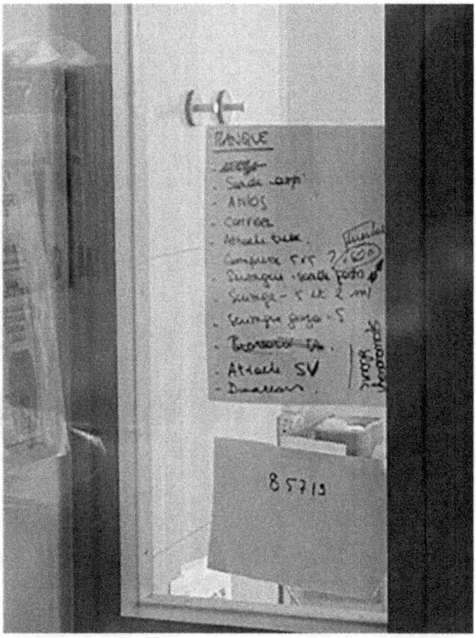

Figure 11. Info interne

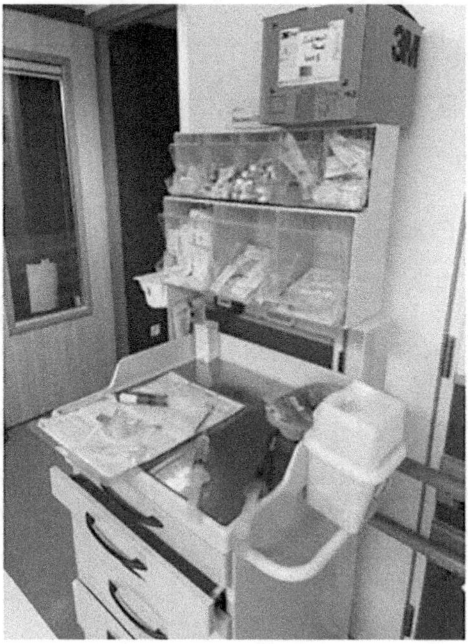

Figure 12. Chariot patient

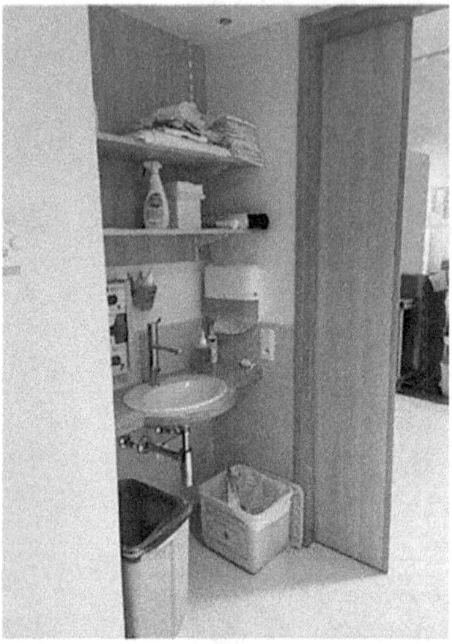

Figure 13. Sas

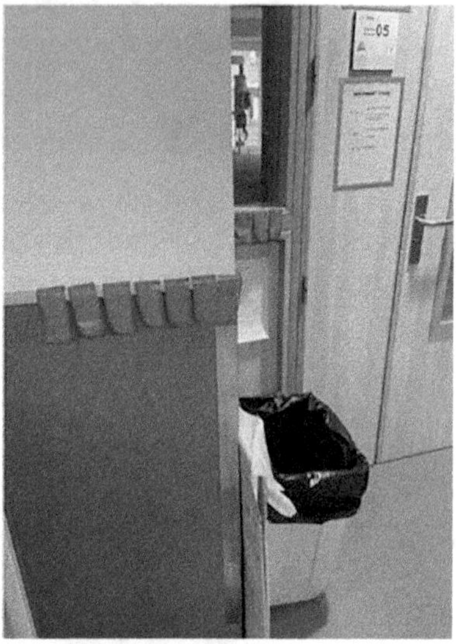

Figure 14. Gros scotch

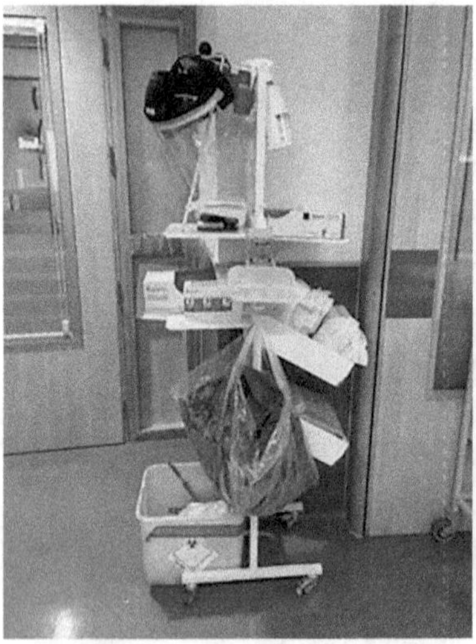

Figure 15. Chariot commun

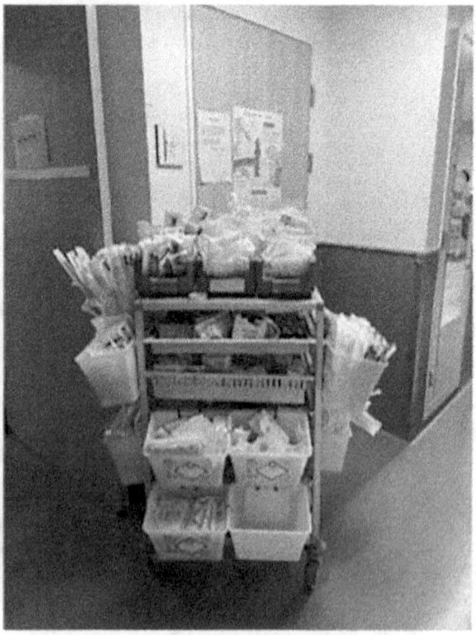

Figure 16. Chariot matériel spécifique

chambre, vous n'avez pas de vision de ce qui se passe dans les autres chambres. Seuls les aidants ont cette vision globale, à ce moment-là. L'aidant doit donc prioriser les demandes en fonction de son interprétation de ce qui est urgent.

Une fois les chambres et téléphones attitrés, les numéros accolés aux fenêtres, on s'active à réapprovisionner le matériel. C'est tout un travail, car le service ayant été improvisé, le matériel est disséminé un peu partout, personne ne sait vraiment où tout se trouve. Il y en a partout, dans toutes les pièces, couloirs, tiroirs. – *Le troisième jour de ma prise de fonction, j'ai découvert une pièce avec plein de matériel.* – La coordinatrice du service dit – *Je rêve de pouvoir prendre une journée ou plus pour mettre de l'ordre, ce n'est pas possible. Regarde, il est 18 h, je n'ai pas encore mangé et je suis encore là...* – Bref, il faut s'y retrouver, l'aide des aidants présents déjà depuis plusieurs jours est précieuse, de même que le volontarisme et la débrouillardise.

On remplit les chariots (figure) de petit matériel : aiguilles, seringues, seringues à gazométrie, compresses de toutes les tailles et calibres. Mais aussi, set à pansement, bouchons obturateurs, trousse à perfusion, robinet trois voies... On désinfecte succinctement les plans de travail, jette à la poubelle ce qui doit l'être, referme ou remplit les différents récipients de désinfectant, vérifie que les bacs à aiguilles et les petites poubelles ne sont pas trop remplis, les change au besoin...

Dans le sas (figure), on prépare le linge de lit : taie d'oreiller, drap de lit, alèze, couverture ; les linges de toilette : deux gants de toilette, deux essuies, un lange, des gants de toilette jetables, du papier toilette, des alèzes jetables supplémentaires en fonction du patient ; une chemise de nuit propre. On vérifie la disponibilité de rouleaux de sacs poubelle, un jaune solide, un gris solide, petit gris fragile, grand blanc fragile. On passera plus tard vider les grandes poubelles et récupérer le matériel à désinfecter. Les veilleuses viennent normalement de le faire en suivant un protocole bien établi.

Ensuite (figure), on prépare de petits morceaux de gros sparadrap rouge. Ils servent de joints entre les doubles gants et la double combinaison de protection (j'y reviendrai). Quatre morceaux de sparadrap sont nécessaires pour chaque personne et ce, à chaque entrée[29]. L'opérateur entrant au minimum toutes les deux heures, cela fait beaucoup de petits morceaux.

Après viennent les chariots communs (figure) : un pour quatre chambres. On réapprovisionne de gants toutes tailles, masques chirurgicaux mis par-dessus le masque FFP3 par les opérateurs. On remet les lunettes et visières de protection qui viennent d'être désinfectées par les aidants de nuit. On rajoute des blouses, deux types différents, une plus légère, une plus solide et moins perméable, respirable. En outre, on vérifie et remplit des bidons de friction hydrologique. Des agrafeuses servent à garantir la fermeture arrière des blouses qui protègent les opérateurs.

Enfin, le chariot avec le matériel spécifique (figure) pour les gavages, avec sonde naso-gastrique, seringue spécifique pour l'alimentation et réserve en tout genre de petit et plus gros matériel. Il existe plusieurs chariots de ce type : celui pour la réanimation, pour le transport, pour la mise de voie centrale ou artérielle, ou encore kit d'intubation ou trachéotomie d'urgence... Certains chariots ne sont vérifiés que par des infirmières spécialisées, celles-ci étant seules habilitées à la connaissance du matériel nécessaire. Actuellement, c'est un peu le chaos avec ces chariots dont personne n'a vraiment le temps de vérifier la date de péremption, disponibilité, propreté, etc.

Chaque matin, plus ou moins consciencieusement – ou pas –, sachant plus ou moins – ou pas – ce qui doit être fait, ce qui doit se trouver dans les chariots en fonction des demandes spécifiques du moment (une entrée, une instabi-

29 Entrée : nouveau patient dans le service. Patient qui entre dans le service.

lité prenante chez un patient, une réanimation cardio-pulmonaire, un décès, un examen en urgence…), les aidants s'attèlent à cette tâche et la répètent autant de fois qu'ils ont de chambres. En temps normal, le travail qu'effectue l'aidant est assuré par l'infirmière. Dans la situation actuelle, cela serait impossible, tous les patients étant en isolement alors que, en temps normal, il y en a un à deux par service qui le sont. Le temps disponible pour ce travail est de plus ou moins 30 à 45 minutes, le temps du rapport du matin. Car une fois que les opératrices ont fini le rapport, elles s'apprêtent pour entrer en chambre, rassemblent le matériel et le disposent sur les chariots devant la chambre (figure). L'aidant doit alors être disponible pour habiller les opératrices, répondre à leurs demandes. L'aidant et l'opératrice, avec ou sans étincelles, se marchent régulièrement sur les pieds à ce moment-là ; les uns étant à la course pour finir de remplir les chariots et d'organiser le matériel et les autres cherchant leur organisation devant la chambre du patient. Il est tacitement et communément admis que l'opératrice a la priorité, certains marquant distinctement leur territoire, d'autres n'y portant que peu d'importance.

« Aidant », c'est une nouvelle fonction dans les soins intensifs, spécialement mise en place pour cette crise, à cause de l'augmentation de la charge de travail (Bruyneel et al., 2021) liée aux mesures additionnelles de protection : patients à l'isolement ou, dirais-je, placés là pour « isoler l'anormal ». C'est une fonction empruntée à la salle d'opération, avec son infirmière circulante. D'ailleurs, un certain nombre d'aidants sont des circulants de la salle d'opération, actuellement en sous-régime – *avec 4 salles pour les interventions urgentes et essentielles, contre environ 12 à 14 salles en rythme de croisière.* –[30]

Les aidants sont aussi des bénévoles sans formation spécifique, ou des soignants d'autres services, kinés,

30 Mail du directeur général du CHU, 07/05/2020.

aides-soignantes, chirurgiens, ou encore des étudiants en médecine, ostéos… s'étant proposés spontanément ou étant assignés à cette fonction, ce rôle, ce service, cette mission. – *Tu as une promotion today. Michelle se fait chambrer, car elle passe aidante ce jour, alors qu'elle est l'une des infirmières les plus anciennes du service. Elle travaille ici depuis le début de sa carrière, plus de 35 ans. – Le travail des aidants est estimé, mais semble, malgré tout, être relégué à un rôle d'importance moindre, ou en tout cas moins valorisé, un statut social inférieur, différent, une place en recherche ? –*

– Une aidante, formée en sophrologie et conscience totale, fait partie de l'équipe du jour, elle travaille déjà beaucoup en collaboration avec les équipes de psychologues de l'hôpital. En ce jour, elle propose son aide au soignant qui le désire pendant les moments de pause. Elle me dira à quel point la situation est difficile, car, selon elle, ils sont focalisés sur le futur, qui est incertain. En tant que sophrologue, je les aide à se focaliser sur le présent afin de mieux accepter les choses. – Les aidants sont des passeurs de monde, du monde du dedans (dans la chambre), au monde du dehors (en dehors de la chambre) : le service, les autres collègues, les familles et vice versa. Ce sont des invisibles, qui effectuent un travail indispensable, mais peu valorisé. Un parallèle serait à faire avec plusieurs autres professions de l'hôpital qui travaillent autour des patients, tels les aides-soignants, les techniciennes de surface, les transporteurs… Néanmoins, les aidants ont comme particularité l'inédit de leurs profils de fonction et de leurs rôles. Ostéopathes, kinés, retraités… On peut comparer cet aspect avec l'aide logistique, qui existait avant cette crise et dont le rôle et les profils de fonction sont clairement définis et connus des autres membres de l'équipe. Dans ce cas-ci, l'organisation sociale et le statut de chacun sont connus, l'ordre social règne. De plus, l'ordre budgétaire du *staffing* soins est établi et mis en équilibre en tenant compte de ces ordres sociaux et inversement. L'aidant bouleverse l'organisation sociale.

Les lignes budgétaires du personnel de soins en unité d'hospitalisation concernent les infirmières et les aides-soignantes. Il faut parfois choisir, en fonction des budgets disponibles. Les budgets par unité de soin comprennent tous les non-médecins. C'est-à-dire : infirmières, aides-soignantes, aides logistiques, postes administratifs, psychologues d'unité. Le financement des aides logistiques est pris sur la charge salariale globale du staff infirmière. Et l'aidant ? Hors pandémie, les services choisissent de garder une infirmière de plus ou de moins pour engager une aide logistique, une aide-soignante, une secrétaire... en fonction des spécificités connues et de l'organisation établie. Tout étant chamboulé, il est difficile de se projeter humainement, mais aussi budgétairement parlant. Dans cet hôpital, avant la crise, il n'y avait pas de secrétaire, mais une aide logistique par service ; pas d'aide-soignante et pas de psychologue attitré aux USI. Durant la crise, une psychologue a été détachée d'un autre service et mise à disposition du service. Il en va de même pour la secrétaire affectée à la gestion des trois unités de soins intensifs (principalement les horaires). La mise à disposition de la secrétaire est passée par : un moment de bénévolat en plus de son travail, la mise à disposition d'un budget temporaire mi-temps via un autre service et, enfin, un temps plein à charge de l'hôpital... Ou était-elle subventionnée ? Avec ou sans une infirmière en moins dans le staff ? Je n'ai pas réussi à obtenir cette information, mais des enveloppes fédérales complétées de fonds de soutien à des emplois de type soutien et logistique sont régulièrement allouées (le Fonds blouses blanches[31] ou encore le Fonds Maribel social[32], par exemple). Les politiques estiment que ces fonds sont une aide aux infirmières puisqu'il s'agit de budgets soins d'unité. Mais les infirmières trouvent que ceci ne les

31 https://www.inami.fgov.be/fr/professionnels/etablissements-services/Pages/fonds-blouses-blanches.aspx

32 https://emploi.belgique.be/fr/themes/emploi-et-marche-du-travail/mesures-demploi/baisse-generale-du-cout-salarial/maribel-social

aide pas dans les soins aux patients. Les aidants sont financés dans le staffing soins, même si d'autres ruses existent : kiné indépendant, intérimaire, fonds corona, contrat corona...

Arnaud Bruyneel
Vice-président Siz Nursing
« Quasiment tous les AS et assistants logistiques sont sur des fonds Maribel social, fiscaux ou blouses blanches.
Ce qui arrive c'est que, faute de candidats au poste d'infirmier, ils ont engagé des AS.
Elles sont alors effectivement payées avec le budget qui devrait être utilisé pour du personnel infirmier. »

Bertrand Henne[33]
RTBF – 21/11/2019
Le blues derrière le Fonds blouses blanches
« Le Parlement doit voter aujourd'hui une augmentation des moyens pour le personnel infirmier. C'est une victoire pour les infirmiers et infirmières. C'est une victoire pour le Parlement, mais aussi et surtout le signe que la machine se déglingue. »

Communiqué de presse du CSC[34]
19/03/2020
Madame la Première ministre,
Mesdames et Messieurs les Ministres,
Le Front commun syndical public – Privé des secteurs soins de santé constate l'ampleur de la crise COVID-19 à laquelle est confronté le pays et de la responsabilité qui incombe au personnel de santé dans la capacité à relever ce défi jamais connu.
Cette crise ajoute une gravité incommensurable au malaise dénoncé il y a quelques mois par ce même personnel.
Dès lors, vu la gravité de la situation, le Front commun syndical veut prendre sa responsabilité dans le cadre de la crise. Il propose donc au gouvernement de disposer du budget 2020 de 400 millions € du Fonds blouses blanches, voté par le Parlement,

33 https://www.rtbf.be/info/dossier/chroniques/detail_le-blues-derriere-le-fond-blouses-blanches-bertand-henne

34 https://www.lacsc.be/page-dactualites/2020/03/19/COVID-19-et-fonds-des-blouses-blanches-lettre-ouverte

et ce afin de prendre toutes les initiatives nécessaires pour non seulement renforcer et soutenir l'ensemble du personnel de la santé durant cette période difficile, mais aussi de lui garantir un accompagnement social (p. ex. : maintien sous payroll de tous les travailleurs, et si indispensable, garantie de salaire à 100 % pour le rare personnel mis en chômage temporaire (...).

Entrecroisement chronologique et identitaire

La chronologie du texte est dissociée pour rendre compte de la chronologie complexe des différentes professions. Ces agendas sont établis sur une planification glissante dont la synchronicité diffère d'un intervenant à l'autre, d'une profession à l'autre. Cet enchevêtrement crée par moments des tensions nécessaires à la recherche d'instants synchrones entre les collaborateurs dont l'objectif commun est le prendre soin. Dès lors, soyons attentifs à l'entrecroisement des chronologies qui se superposent, s'entrecroisent dans le réel sans se déplier simplement, vulgairement, au rythme d'un écrit, d'une lecture.

7 h 30 – Les opérateurs : la transmission entre infirmières

Les opérateurs sortent du rapport général, s'amassent d'abord un moment devant le bureau central, discutent, tout en cherchant la veilleuse qui avait en charge le patient dont ils ont la responsabilité durant leur shift. Certains opérateurs ayant les mêmes patients qu'hier et/ou que depuis plusieurs jours, ils demandent à leurs collègues de nuit s'il y a du changement et, en fonction de leur réponse, prennent à la sauvette une à deux minutes pour écouter la transmission, le rapport. D'autres, ne connaissant pas du tout le patient, se rassemblent devant la chambre pour un rapport plus conséquent d'une dizaine de minutes. La transmission a aussi une visée de contrôle du travail effectué : contrôle d'erreurs, de manquements. Une fois le rapport terminé, l'infirmière qui reprend en charge le patient prend aussi évidemment à sa charge la responsabilité du patient. Quatre documents principaux sont utilisés pour faire le rapport. D'abord, la feuille personnalisée du rapport général. Ensuite, les résultats de gazométrie (figures). Puis, les deux feuilles A3 recto verso de suivi journalier (figure), heure par heure, parfois de minute en minute. Enfin, la feuille de traitement (figure) écrite à la main par le médecin en charge et retranscrite par l'infirmière du matin sur la feuille de suivi journalier. Ces trois derniers documents organisent aussi la relation avec le médecin (j'y reviendrai).

Cet échange d'informations est crucial, car ce qui ne sera pas transmis à ce moment-là sera très probablement perdu. Il n'est pas rare qu'une infirmière rappelle depuis sa maison pour communiquer une information qu'elle a oublié de noter. Il y a plusieurs manières d'organiser la transmission. L'une d'elle consiste à diviser les éléments comme sur la feuille du suivi journalier (figure). C'est-à-dire en systèmes, appareillages et traitements. Système neurologique, système respiratoire, hémodynamique, système rénal, digestif, tégumentaire, dispositif et appareillage, abord vasculaire et autre voie d'entrée ; accès veineux, artériel en place. Les soins de plaie ou pansements spécifiques. Le traitement recopié de la feuille de traitement est organisé en fonction du mode d'administration (per os, intraveineux lent (IVL), IV direct, IV continu, intrarectal, endotrachéale...), du moyen d'administration (sonde nasogastrique, voie centrale ; proximal, distal, radial. Voie périphérique ou encore directement dans la perfusion d'entretien sur 24 h...) et du moment d'administration (matin, toutes les quatre heures, à jeun, au coucher...). On tient compte des interactions, de la résistance des molécules à la lumière, etc. Une place pour la famille et le psychologique peut aussi être ménagée s'il y a des éléments pertinents, d'ordre moral ou un historique à transmettre, parfois avant, pendant ou après. Et enfin une place pour les transmissions ciblées et commentaires est aussi prévue sur les feuilles (leur encodage est peu rigoureux).

Le rapport général du matin (7 h) est détaillé par l'évolution des chiffres durant le shift. Le rapport est incompréhensible au non-initié, en ce compris les infirmières débutantes et sans spécialisation. La grille de lecture demande d'accoler les chiffres aux mécaniques théoriques de chaque système,

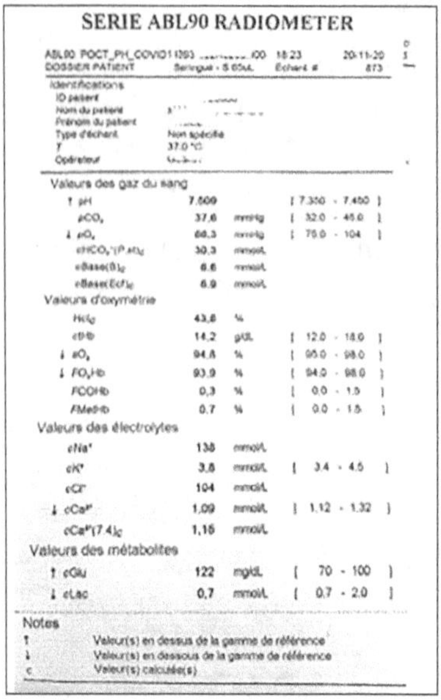

SERIE ABL90 RADIOMETER

ABL90 POCT_PH_COVID11293 ....00 18:23 20-11-20
DOSSIER PATIENT Seringue - S 65µL Échant. # 873

Identifications
ID patient
Nom du patient
Prénom du patient
Type d'échant. Non spécifié
T 37.0 °C
Opérateur

Valeurs des gaz du sang			
↑ pH	7.500		[7.350 - 7.450]
pCO_2	37.6	mmHg	[32.0 - 45.0]
↓ pO_2	66.3	mmHg	[75.0 - 104]
$cHCO_3^-(P,st)_c$	30.3	mmol/L	
$cBase(B)_c$	6.6	mmol/L	
$cBase(Ecf)_c$	6.9	mmol/L	
Valeurs d'oxymétrie			
Hct_c	43.6	%	
ctHb	14.2	g/dL	[12.0 - 18.0]
↓ sO_2	94.8	%	[95.0 - 98.0]
↓ FO_2Hb	93.9	%	[94.0 - 98.0]
FCOHb	0,3	%	[0.0 - 1.5]
FMetHb	0.7	%	[0.0 - 1.5]
Valeurs des électrolytes			
cNa^+	138	mmol/L	
cK^+	3.8	mmol/L	[3.4 - 4.5]
cCl^-	104	mmol/L	
↓ cCa^{2+}	1,09	mmol/L	[1.12 - 1.32]
$cCa^{2+}(7.4)_c$	1,16	mmol/L	
Valeurs des métabolites			
↑ cGlu	122	mg/dL	[70 - 100]
↓ cLac	0,7	mmol/L	[0.7 - 2.0]

Notes
↑ Valeur(s) en dessus de la gamme de référence
↓ Valeur(s) en dessous de la gamme de référence
c Valeur(s) calculée(s)

Figure 17. Résultat de gazométrie

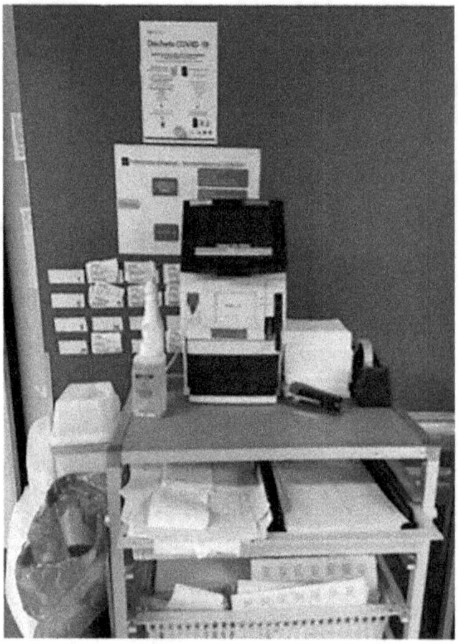

Figure 18. Appareil à gazométrie

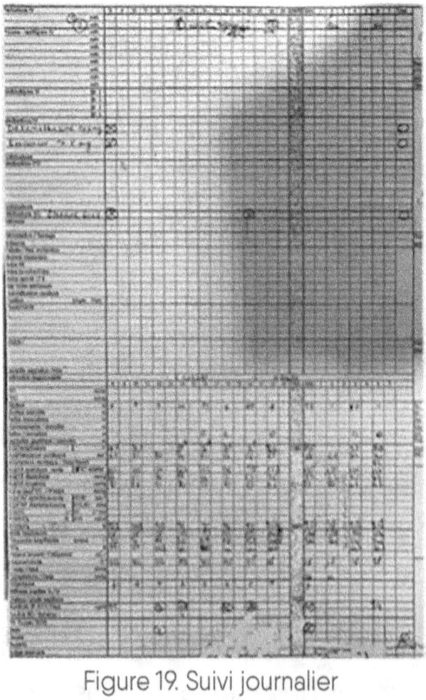

Figure 19. Suivi journalier

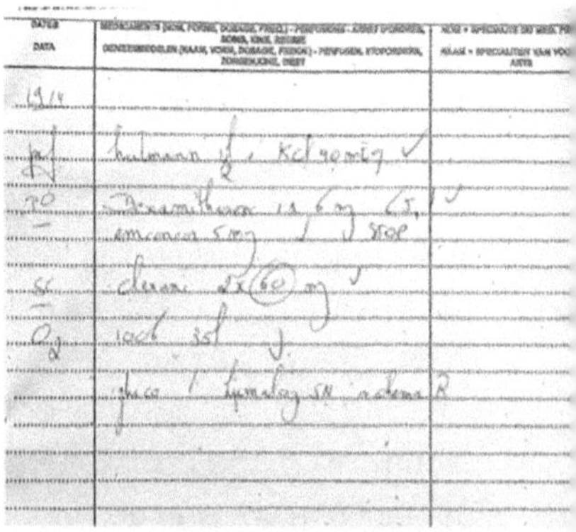

Figure 20. Feuille de traitement

physiologie et physiopathologie. Mais il ne serait pas grand-chose sans la sensibilité des infirmières qui se traduit par des observations qualitatives. – *Il a le teint pâle, grisonnant. Ses urines sont foncées, marron noirâtre, abondantes, absentes, douloureuses... Il y a une odeur de putréfaction, de vieux sang, d'infection... Les selles sont liquides, dures, absentes... Le tube endotrachéal fait du bruit, donne bien, est trop profond, trop court, mal attaché... J'ai changé le set d'hémodialyse durant la nuit, ça cailloute, c'est fluide, ça grince... J'ai mis du scotch sur ses yeux qui ne se fermaient pas et des gouttes se trouvent sur le respi, il a les yeux rouges, jaunes, injectés, absents... La sédation n'est pas si profonde, il réagit peu, pas, beaucoup. Je ne le sens pas, il pue la mort, il est cuit, ça va, il est sur la bonne pente...* – Le corps du patient communique au travers de ses sécrétions (Bergé, 2010) et l'infirmière intensiviste est l'experte de sa surveillance d'un point de vue quantitatif, mais aussi qualitatif. Les chiffres traduisent les constantes physiologiques, l'analyse de ceux-ci, accompagnée par un œil clinique aguerri, permet de démasquer les processus physiopathologiques en œuvre. C'est ce que cherchent, regardent, observent, voient les soignants intensivistes.

RTBF[35]
16/05/2020
En colère, le personnel de l'hôpital Saint-Pierre accueille Sophie Wilmès le dos tourné

RTBF[36]
18/05/2020
Réorienter les demandeurs d'emploi en infirmiers ? « Maggie De Block sort des formules magiques », estime le secteur

35 https://www.rtbf.be/info/belgique/detail_en-colere-le-personnel-de-l-hopital-saint-pierre-litteralement-tourne-le-dos-a-sophie-wilmes

36 https://www.rtbf.be/info/belgique/detail_avec-5000-emplois-a-pourvoir-maggie-de-block-propose-de-reconvertir-des-demandeurs-d-emploi-en-infirmier

Le Spécialiste[37]
12/11/2020
Des soignants de l'hôpital Delta manifestent contre la délégation d'actes infirmiers

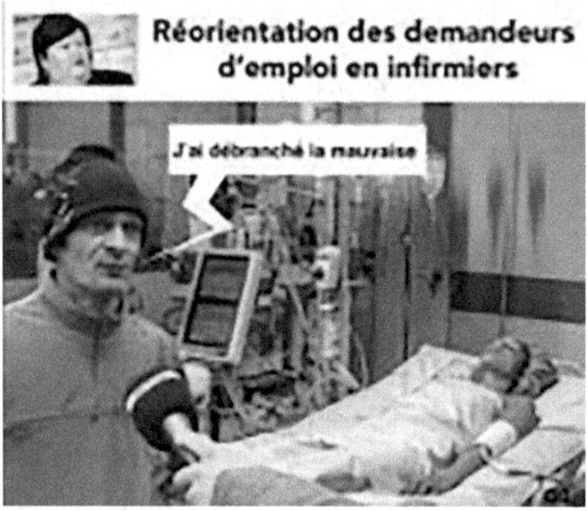

Figure 21. 05/2020 – dérision ministre de la Santé –

Gaetan Mestag
Vice-président du syndicat infirmier Union4U
20/11/2021
Maggie De Block voulait mettre des chômeurs dans les soins, VDB voulait déléguer les actes infirmiers à n'importe qui et maintenant, il veut mettre les soignants au chômage ?

37 https://www.lespecialiste.be/fr/actualites/des-soignants-de-l-hopital-delta-manifestent-contre-la-delegation-d-actes-infirmiers.html

7 h 45 – 8 h – L'armure de combat : codes rose, PAPR, hygiénistes et santé publique

Il est temps d'entrer en chambre. Il faut donc aider les opérateurs à s'habiller. Il y a différentes procédures : code rose simple couche (figures), le code rose PAPR double couche (figures) ; et des variantes : code rose double couche sans PAPR, sans agrafe, sans tape... Ces codes sont spécifiques à cet hôpital. Ils ne sont pas et ne pourraient pas être appliqués ailleurs, pour la simple raison des disponibilités du matériel. En tant que centre de référence national pour les maladies à haute contagiosité (A/H1N1, SARS, grippe aviaire...) cet hôpital possède du matériel que les autres institutions n'ont pas. Les procédures, code rose et PAPR, sont neuves dans la proportion de mise en place : tous les patients d'un ser-

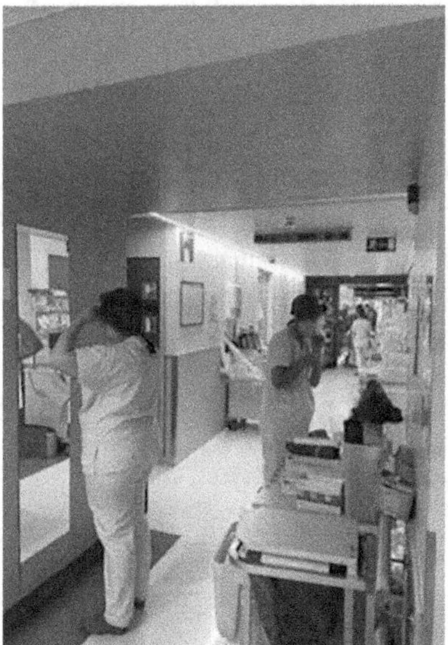

Figure 22. Charlotte et lunettes

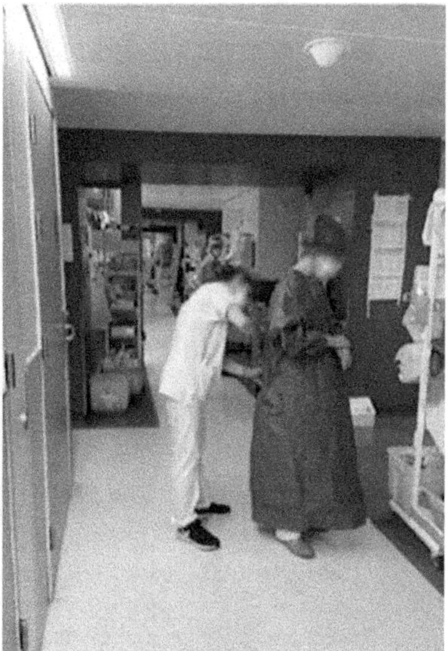

Figure 23. Blouse et agrafes

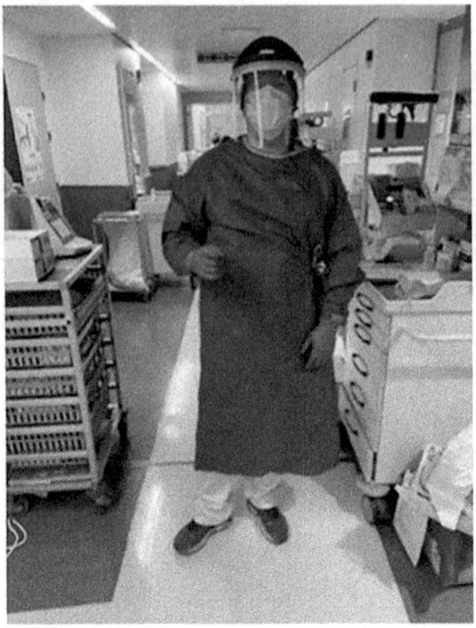

Figure 24. Code rose – complet

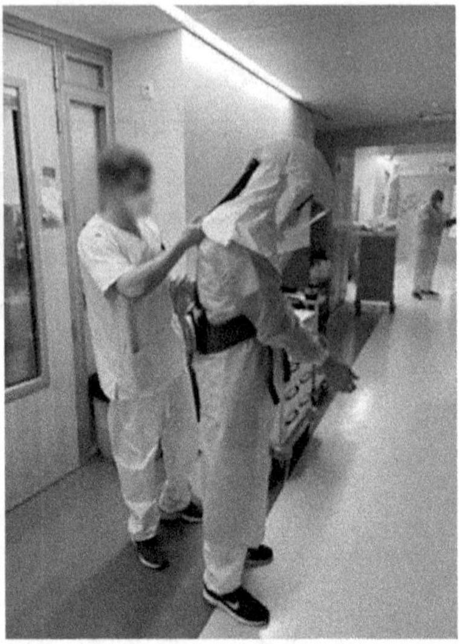

Figure 25. PAPR et première couche

vice, de plusieurs services, d'un hôpital entier sont concernés. L'existence de ces codes et la mise en place à plus petite échelle, elles, ne sont pas neuves. Le 607c avait, par exemple, quelques semaines avant le début de la pandémie, des cas de fièvre hémorragique. Un protocole très strict, construit par les hygiénistes de l'hôpital, avait été mis en place. Plus spécifiquement pour le PAPR, ce protocole existait depuis 2003, faisant suite à l'alerte mondiale[38] lancée par l'OMS à la suite de cas de pneumonie atypique, et fait l'objet d'une collabo-

38 –Le SRAS (syndrome respiratoire aigu sévère) est la première maladie grave et transmissible à émerger en ce XXIe siècle. L'épidémie, partie de Chine fin 2002, a éclaté au niveau mondial en 2003 faisant plus de 8000 cas et près de 800 morts. Grâce à une mobilisation internationale sans précédent, motivée par l'alerte mondiale déclenchée le 12 mars 2003 par l'OMS, l'épidémie a pu être endiguée par des mesures d'isolement et de quarantaine. De même, l'agent causal du SRAS, un coronavirus inconnu jusqu'alors, a pu être rapidement identifié. – https://www.pasteur.fr/fr/centre-medical/fiches-maladies/sras – Communiqué de presse de l'OMS, GENÈVE, 12 mars 2003. https://apps.who.int/mediacentre/news/releases/2003/pr22/fr/index.html

ration depuis 2005[39] avec l'extrahospitalier, afin d'assurer le transport de patients infectés vers l'hôpital de référence via le service des urgences, et ce, sous l'étroite surveillance du service des maladies infectieuses, *les hygiénistes* dans le jargon hospitalier. La procédure a été mise en place à l'époque par l'actuelle directrice de département, infirmière de soins intensifs et d'urgences, après un passage par un poste d'infirmière hygiéniste et de responsable du service mobile d'urgence et de réanimation de l'institution. L'expérience théorique était là, l'expérience pratique attendait…

Le choix de la procédure à suivre dépend du type d'acte qui doit être fait en chambre. Plus l'acte est invasif, plus le risque de projection est grand. Plus la pression des voies respiratoires est haute, plus il y a de risque pour le soignant (Thomas et al., 2020). Nous tenons donc compte de ces facteurs ainsi que du temps passé en chambre, mais aussi de notre confort. – *Une fois dans la combinaison PAPR, vous êtes dans une bulle avec le bruit d'un ventilateur froid dans le dos, pas évident de discuter avec les patients qui sont H24 seuls dans leur chambre* –.

Enfiler et ôter un PAPR ne peut pas se faire seul. La mise en place d'un code rose simple-couche peut, en revanche, se faire seule, mais sans les agrafes dans le dos. C'est-ce qui se fait couramment à la longue. On peut aussi demander de l'aide pour faciliter la pose du gros scotch rouge. Si aucun aidant n'est disponible, les opératrices s'entraident, ou demandent au kiné, à une aide logistique, à un médecin qui passe par là. Parfois, pas le choix, on se débrouille seul.

Chaque opérateur évalue donc la tenue (l'armure de combat) nécessaire en fonction des informations qu'il a reçues durant le rapport, des actes techniques qu'il devra réaliser et

39 – Collaboration et convention entre SA ambulance M2 et HSP pour le transporte de patients atteints d'une Maladie Hautement Contagieuse et Émergente (MHCE) –. https://ambulancem2.be/about-us

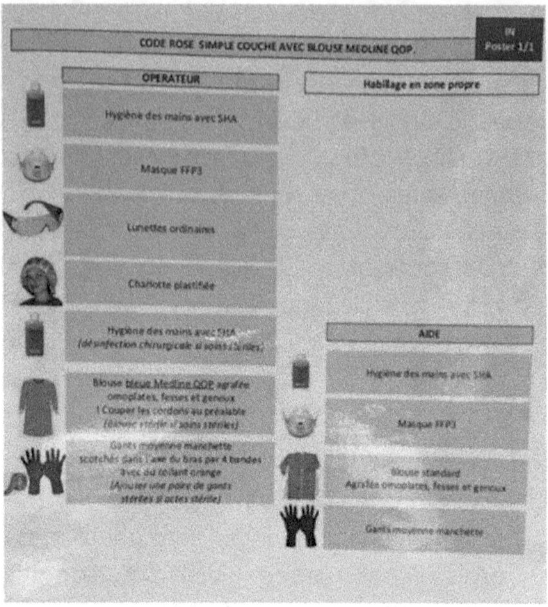

Figure 26. Code rose - simple couche

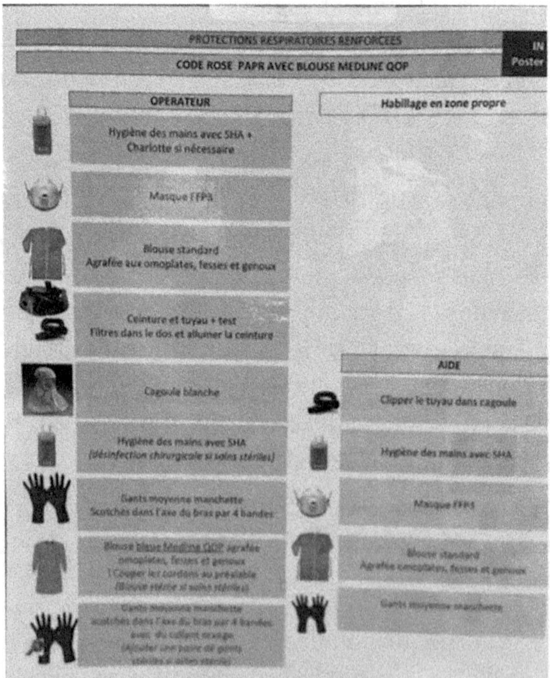

Figure 27. Code Rose PAPR - Protection respiratoire renforcée

tout ce que nous avons vu plus haut. L'expérience, l'échange de bonnes pratiques entre collègues sont le plus souvent utilisés quand on a un doute. Certains collègues veillent au grain et n'hésitent pas à faire remarquer l'un ou l'autre manquement. En cas de question insoluble, on fait appel à l'hygiéniste (*ce qui a été fait dans la situation d'introduction, j'y reviendrai*). La devise est « se protéger du danger inconnu, invisible, de l'anormal de cette maladie » – *ce qui est en même temps terrorisant et excitant.* –

Au fil des jours, on s'habitue à cet invisible virus, la rigueur diminue, les procédures sont moins suivies. Certains se font les garants exigeants de l'assiduité, la jugeant nécessaire pour assurer la protection de tous, soignants et soignés. Ce qui est en jeu dans ce rapport social est l'observance et la non-observance des mesures additionnelles d'hygiène. Un parallèle peut être fait avec les campagnes d'hygiène des mains – *la littérature montre que les campagnes de sensibilisation sur l'hygiène des mains doivent être répétées pour obtenir un effet durable et que le niveau d'observance est le plus souvent inférieur à 50 %, en particulier chez les médecins* – (Mallaret et al., 1998 ; Ben Abdallah, 2021 ; Shodu et al., 2021). On pourrait parler d'effet Hawthorne[40] inversé. Cet effet, mis en perspective avec le rapport de pouvoir expliqué par Foucault dans *Surveiller et punir* (1975), nous expliquerait la cause de cette diminution de rigueur : le fait d'être observé et puni par ses collègues induirait une réduction de l'observance, afin de tester le rapport de pouvoir. La norme générale d'observance baissant en raison de cette attitude, la non-observance deviendrait la norme. En d'autres termes, notre observance diminuerait avec le temps. La lassitude, la fatigue et l'inconfort de ces mesures expliquent aussi la fragilité de l'observance. Un dernier facteur peut être l'inconstance humaine décrite par Montaigne (Prat, 2012).

40 https://crf.wallonie.be/compasinfo/breve.phpid=38&rub-id=54.html

Le Soir[41]

Jean Castex testé positif au COVID-19, Alexander De Croo et plusieurs ministres belges en quarantaine, le chef du gouvernement avait appris lundi après-midi, de retour de Belgique où il a rencontré son homologue Alexander De Croo, que l'une de ses filles, âgée de 11 ans, avait été testée positive. « Il a donc immédiatement pratiqué un test PCR, qui s'avère positif », a expliqué Matignon.

Matignon et nos ministres belges cherchent-ils à justifier l'efficacité absolue de leurs mesures ? Ou encore l'observance absolue humainement possible ? N'y a-t-il pas un autre regard possible à trouver dans Surveiller et punir de Foucault (1975) ? Ou encore dans les apprentissages sur l'inconstance humaine (Prat, 2012) apportés par Montaigne ?

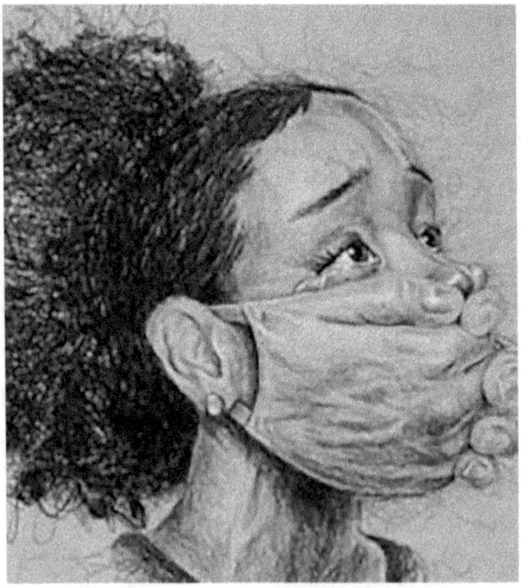

Figure 28. Masqué ou muselé

41 https://www.lesoir.be/407935/article/2021-11-22/jean-castex-teste-positif-au-covid-alexander-de-croo-et-plusieurs-ministres - 22/11/2021

Le protocole d'habillage est globalement suivi et, à y regarder de plus près, on retrouve aussi les usages et préférences de chacun. Des adaptations sont aussi proposées en fonction du matériel disponible. – *Personnellement, je préfère la visière aux lunettes, par exemple* (figure). – Certains collègues sont allergiques au masque et trouvent des adaptations, parfois très originales. Les cicatrices causées par les masques sur les visages de certains soignants sont devenues virales sur les réseaux sociaux et ont fait l'objet de diverses campagnes de prévention, mais aussi de partage d'émotion et de compassion pour la souffrance physique autant que psychique qu'elles représentent.

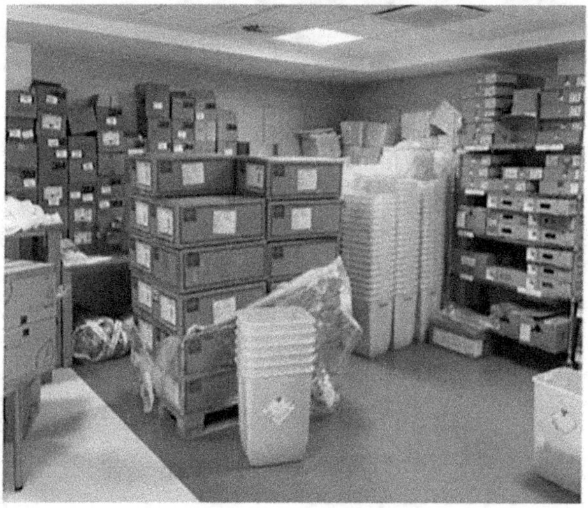

Figure 29. PAPR individuel – étiqueté – stock de matériel

L'aidant agrafe les blouses, met les charlottes[42] et vérifie que le protocole est respecté. Double check, il scelle les gants à la blouse avec le gros scotch rouge. Ces gants sont spéciaux, plus longs que les standards, plus solides, et permettent une désinfection par friction alcoolique « sans que

42 Bonnet de protection en tissu léger.

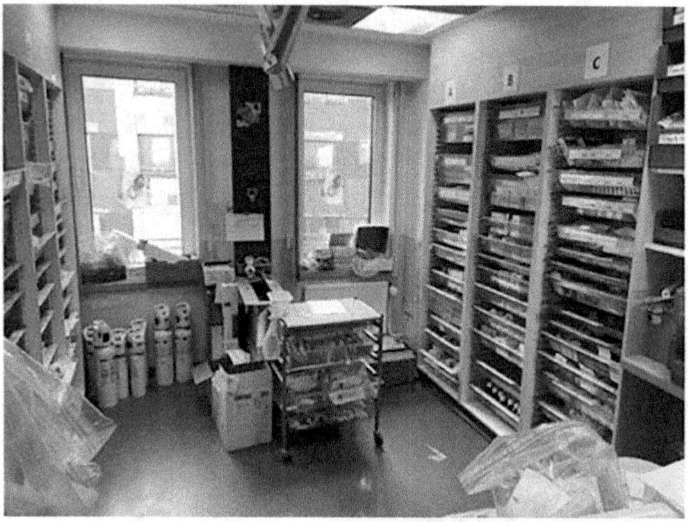

Figure 30. Réserves de matériel

cela les rende poreux », d'après les services d'hygiène. Ils sont mis au-dessus d'une paire classique. Cet habillage se fait devant les stations (figure). Les combinaisons PAPR personnelles se trouvent devant le bureau, à côté de leurs batteries en charge. Les boîtes changeront plusieurs fois de place. La réorganisation, l'improvisation sont constantes.

Une fois tout ce petit monde habillé, les opérateurs entrent en chambre. Là commence le bal pour apporter le matériel au plus vite à chacun : une gazométrie par-ci, un essuie par-là, une perfusion urgente là-bas, un examen de ce côté-ci, telle technique pour laquelle on ignore le matériel nécessaire dans la chambre 12. De l'autre côté du service, il faut une échographie dans la chambre, mais d'abord l'emballer avec de la cellophane, qui sert habituellement au transport de palettes (exigence de la procédure garantissant l'hygiène et la non-transmission au milieu du couloir). Il faut aussi réapprovisionner les chariots et préparer la sortie des opératrices qui vont passer voir leurs deux ou trois autres patients...

Plus tard dans la journée, il faudra aussi vider les chariots, remplir les stocks. – *Ces journées sont rythmées par tanches de deux heures. Les opérateurs entrent faire le tour*[43] *d'un patient toutes les deux heures et y restent entre 30 minutes et 2 heures, voire plus… beaucoup plus. Certains y restent tout le shift, le patient étant très instable.* –

Chaque fois que les opérateurs entrent ou ressortent d'une chambre, toute une procédure est à suivre pour éliminer les tenues utilisées et les déchets – *il faut désinfecter chaque poubelle d'abord en chambre, puis dans le sas par l'opérateur, ensuite une dernière fois par l'aidant qui la remet dans un deuxième sac étiqueté avec le nom de l'hôpital, le service et l'heure de sortie. Tout un suivi des déchets est organisé. Suivre la filière serait instructif.* – Une partie du matériel non jetable doit être désinfectée par le service de stérilisation, une autre partie est directement désinfectée ici, en unité (Figure). Ce sont les aidants qui s'en chargent, en trois étapes. – *D'abord, ils récoltent le matériel resté dans les sas selon une procédure stricte. Les procédures changent vite et chacun se les approprie autant que faire se peut, au mieux. Puis, première désinfection, frotter avec du désinfectant de surface, habillé code rose light. Ensuite, deuxième désinfection, idem et enfin, redistribuer le matériel. Ce moment, qui a lieu dans le local spécifique pour la désinfection (innovation) est divisé en deux parties : côté sale (en rouge) et côté propre (en vert) (figure), et peut durer plus d'une heure par shift. Le plus long que j'aie effectué : 2 h 30. C'est un moment particulier. En même temps reposant, car nous sommes assis, mais aussi fatigant sous les masques et blouses, à frotter mécaniquement, à la chaîne…* – Cette tâche se passe en silence ou sert de moment de discussion.

Ces moments synchrones dans l'organisation du service – la transmission d'informations des opératrices et la trans-

43 Surveillance et mise en place de traitement.

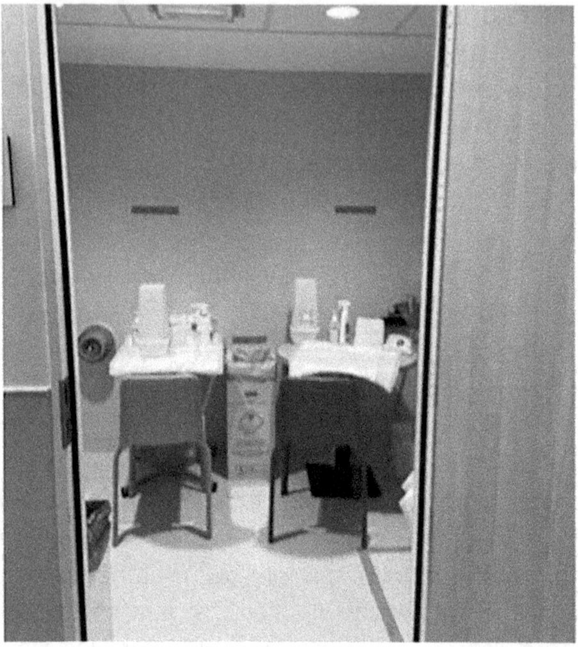

Figure 31. Local spécifique - désinfection

mission des aidants – sont chaque fois singuliers d'équipe en équipe, en fonction des personnes présentes, mais s'organisent généralement selon le bref aperçu que je viens de vous livrer. Cette synchronisation s'organise à trois moments distincts de la journée : à sept heures entre l'équipe de nuit et celle du matin, à quatorze heures entre l'équipe du matin et celle de l'après-midi et à vingt et une heures entre l'équipe de l'après-midi et celle de la nuit.

Une particularité d'horaire existe. Certains travaillent en tranche de douze heures, de huit heures à vingt heures. L'horaire de douze heures permet de diminuer le nombre de jours de présence pour les infirmières ayant un horaire temps plein. Il sert aussi l'organisation générale, car il permet de prendre un temps de repas et de repos différent entre les équipes. L'infirmière en douze heures veille sur les patients de ceux qui mangent et inversement. Cet horaire fut suspendu durant plusieurs semaines pour « faciliter l'organisation de l'institution », d'après la direction. Cela a fait grincer des dents les soignants temps plein et rendu l'organisation à la maison compliquée : pour faire garder les enfants, les amener à l'école, etc. Il n'est pas rare de rencontrer des couples dont les membres travaillent tous deux comme infirmiers ou encore des couples médecin-infirmière.

Ces moments de changement d'équipe se déroulent en présence des aidants, des aides logistiques, des infirmières opératrices, de la coordinatrice du jour, mais aussi de l'infirmière en chef d'unité de soins (ICUS), occasionnellement de l'infirmière chef de service (ICS) voire, encore plus exceptionnellement, de la directrice de département (DDI). Régulièrement, l'après-midi, des psychologues sont présents. J'ai eu l'occasion de voir les médecins-assistants seniors du jour assister une unique fois au rapport général. Au-delà d'assurer la continuité et la transmission, le rapport général permet d'échanger avec des collègues qui n'ont pas le même rythme d'horaire. Il permet de déposer ses sentiments, d'écouter, d'entendre, de crier parfois, de reconnaître d'autres fois. Il permet d'organiser, de structurer et d'asseoir une certaine autorité. Avoir des discussions d'éthique, de morale. Il est un moment essentiel qui structure la grande équipe, les rapports de pouvoir, la lutte sociale, mais suscite aussi des amitiés sincères et nécessaires.

Chers collègues,

Le nombre de nouvelles hospitalisations COVID continue à diminuer chaque jour en Belgique. C'est une très bonne nouvelle ! Nous observons aussi cette tendance au CHR Saint-Pierre. En revanche, le taux d'occupation des unités de soins intensifs reste élevé dans tout le pays et, ici, nous avons 25 lits de soins intensifs COVID occupés (sur un total de 33 lits disponibles). La charge de travail est donc toujours très lourde et nous devons rester prudents.

Pour rappel, il a été demandé par la direction de prendre des congés. Vous êtes nombreux à avoir pas mal d'heures sup et je comprends que vous souhaitez les prendre comme bon vous semble. Il faut cependant être conscient qu'une seconde vague n'est pas impossible, et qu'il ne sera pas forcément possible non plus de vous accorder tous vos congés selon la charge de travail. Il fait relativement calme en ce moment (évidemment il y a des soucis pour ce week-end ☺) et nous ne connaissons pas de quoi sera fait l'avenir...

Figure 32. 25/05/2020 – Au revoir d'une aidante –

En fin de première vague (06/2020) nous pouvions lire des au revoir (figure). – *Je serai contente de retrouver mon service* – , dit une aidante, infirmière dans un autre service. – *Tu as envie de retourner ?* Dit un autre, *car moi, en dépit des circonstances, j'ai trouvé cela une bonne expérience, c'est mon dernier jour, je suis puni... je retourne en salle d'opération.* – Beaucoup expriment aussi le fait qu'ils vont faire autre chose après : – *Je veux soigner les animaux, travailler dans le bio, la musique...* –

À ce moment du récit, il est temps d'établir quelques constats sur le paradigme dans lequel nous évoluons. J'ai abordé différents éléments : l'histoire de l'institution, le lien avec l'Université libre de Bruxelles, le titre d'hôpital référent fédéral pour les maladies hautement infectieuses et émergentes, la présence d'une expertise spécifique sur les questions liées à l'infectiologie et les mesures d'hygiène qui y sont liées, la présence de matériel très spécifique pour les maladies hautement contagieuses, la convention avec les services d'ambulance extrahospitalier dès 2005 (faisant suite aux déclarations de l'OMS en 2003), l'existence depuis de nombreuses années de protocoles d'hygiène particuliers. L'organisation normale de l'hôpital est chamboulée. Les infectiologues et hygiénistes de cet hôpital se préparent depuis des années, professionnellement, sans bruit médiatique, à faire face aux épidémies, voire à une pandémie. Nous pouvons aussi préciser que le lieu dans lequel nous évoluons est un haut lieu pour les infectiologues et hygiénistes. Nous sommes dans le temple des hygiénistes et l'hypermédiatisation rend une partie de ces experts visibles par tous.

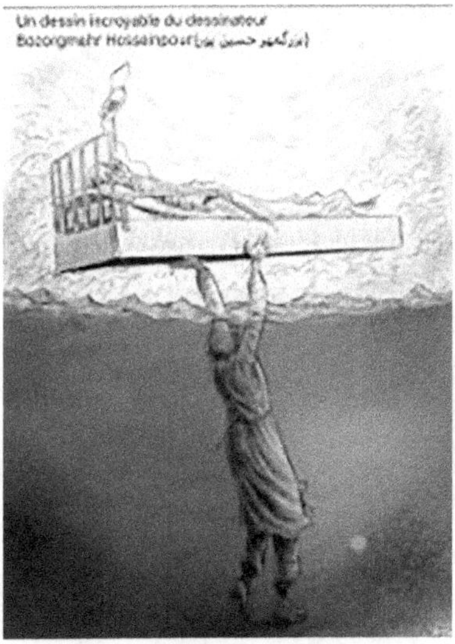

Figure 33. Image parmi tant d'autres

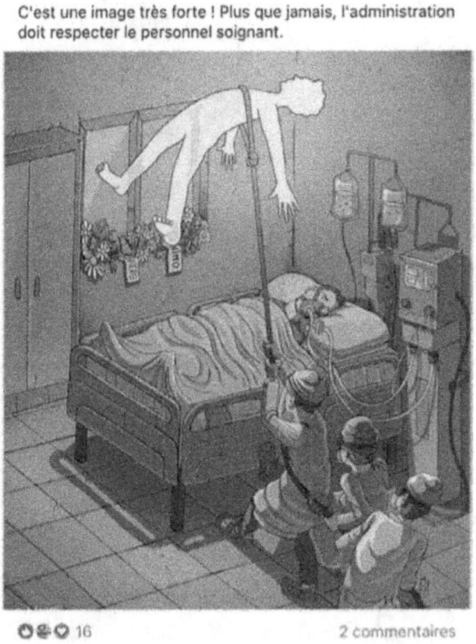

Figure 34. Parmi tant d'autres – réseaux sociaux –

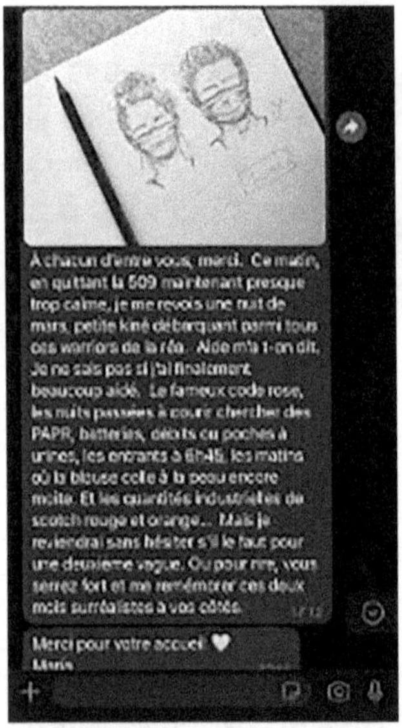

Figure 35. 18/05/2020
– direction –
(fin de première vague)

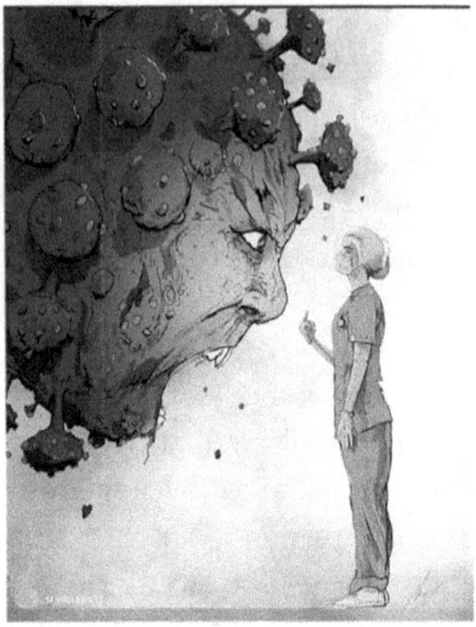

Figure 36. Image parmi tant d'autres
– réseaux sociaux –

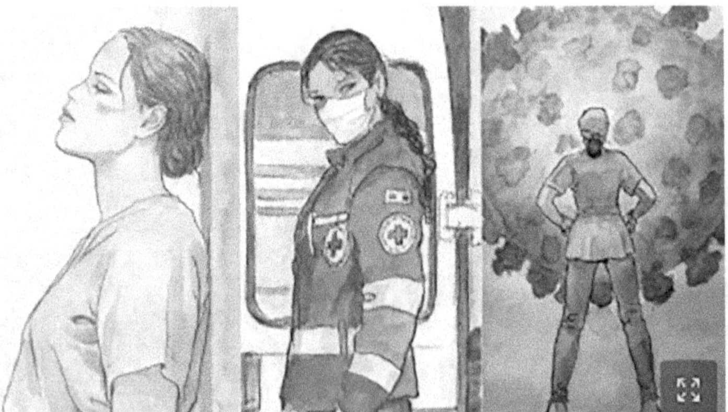

Figure 37. Publié le 14/05/2020 à 18 h 45 par Olivier Delcroix –
« Avec ses madones aquarellées, Manara sublime le courage des Italiennes contre le COVID-19. » Le Figaro

Les personnalités publiques très médiatisées, telles que Yves Van Laethem, chef de clinique de l'hôpital universitaire Saint-Pierre à Bruxelles et collègue d'université de Marius Gilbert, occupent une place prépondérante dans le paysage médiatique. – *nouvelles stars médiatiques, chouchous du public*[44] –Un peu moins médiatisée, la doctoresse Charlotte Martin[45] (Martin et al., 2020), également chef de clinique à l'hôpital universitaire Saint-Pierre, apporte sa contribution à cette dynamique. Il existe des liens étroits entre le service des maladies infectieuses de l'hôpital universitaire Saint-Pierre et le laboratoire de diagnostic du pôle maladies infectieuses de l'hôpital universitaire de Leuven, dirigé par Emmanuel André. L'importance et le nombre considérable de protocoles d'hygiène mis en place dans le service et l'hôpital sont notables. Les ascenseurs et l'ensemble de l'institution sont clairement marqués (figure), la cantine est fermée, et les visites sont interdites. De plus, un poste avancé[46] a été créé devant les urgences. En comparaison avec d'autres hôpitaux, la situation apparaît significative, car certains d'entre eux maintiennent leur cantine ouverte et n'affichent pas le marquage (figure) ni le suivi des mesures.

44 https://www.rtbf.be/info/societe/detail_coronavirus-en-belgique-les-scientifiques-ces-nouvelles-stars-qui-seduisent-le-public

45 https://www.rtbf.be/info/belgique/detail_charlotte-martin-infectiologue-nous-craignons-une-3e-vague-vers-la-mi-janvier-si-les-mesures-ne-sont-pas-respectees-pour-les-fetes – https://www.dhnet.be/actu/belgique/charlotte-martin-infectiologue-au-chu-saint-pierre-ca-nous-fait-vraiment-peur-pour-un-debut-de-troisieme-vague-5ffff8d2d8ad5844d17925f4 – https://www.sudinfo.be/id296440/article/2020-12-16/dix-questions-charlotte-martin-il-faut-apprendre-de-nos-erreurs, ETC.

46 https://www.stpierre-bru.be/fr/videos/COVID-19-creation-du-poste-medical-avance-de-tri-aux-urgences-du-chu-saint-pierre

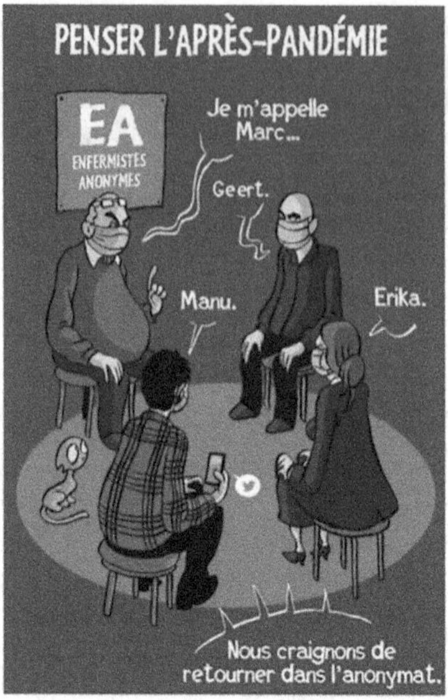
PENSER L'APRÈS-PANDÉMIE
EA
ENFERMISTES ANONYMES
Je m'appelle Marc...
Geert.
Manu.
Erika.
Nous craignons de retourner dans l'anonymat.

Figure 38. Vadot - le vif/L'Express 06/2021

Le service des maladies infectieuses de l'hôpital universitaire Saint-Pierre est devenu une référence tant au niveau national qu'international[47]. Ils jouent un rôle de référent fédéral et édictent les normes de protection et d'hygiène applicables dans tout le pays, en les testant directement au sein de l'hôpital. En tant que référents fédéraux et face à une médiatisation intense, ils se doivent d'être irréprochables et innovateurs dans le suivi de leurs protocoles.

De plus, constatons que les normes appliquées à l'ensemble de la population lors des CODECO (isolement social, bulles, masques, lockdown, CST, etc.) présentent de fortes corrélations (pour ne pas dire liens de causalité) avec le lieu de vie des référents qu'est l'hôpital, haut lieu de l'infectiologie. Et l'unité 509 est l'un des cœurs de ce temple.

47 https://www.stpierre-bru.be/fr/services-medicaux/maladies-infectieuses-2

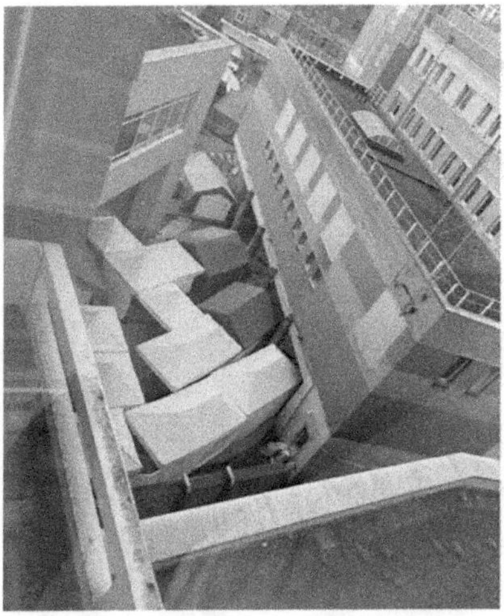

Figure 39. Création du poste médical avancé de tri aux urgences - spécifique COVID-19

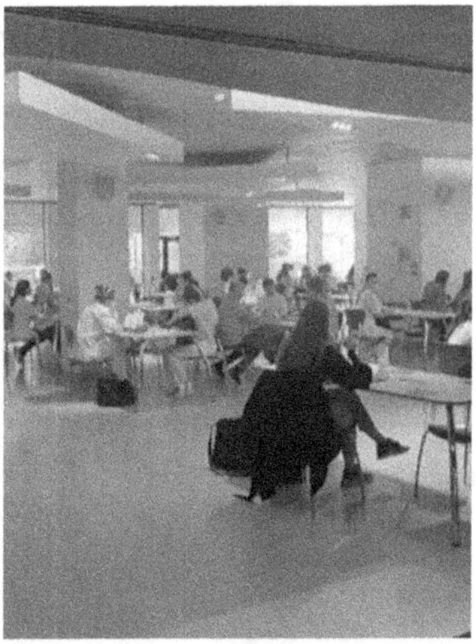

Figure 40. Le restaurant des Cliniques universitaires Saint-Luc Bruxelles - ouvert le 03/2020

A. Handy[48]
47 studies confirm ineffectiveness of masks for COVID-19 and 32 more confirm their negative health effects.

Dr Paul Alexander[49]
Plus de 400 études scientifiques démontrent l'échec des mesures « sanitaires » contre le COVID-19.

Quelques questions : les infectiologues et hygiénistes de cet hôpital de référence bruxellois font de la politique de santé publique, mais ne sont-ils pas à l'opposé de la santé publique, arrivant quand celle-ci échoue? La santé publique n'est-elle pas en amont de l'hospitalisation? L'hospitalo-centrisme est-il le paradigme national de santé publique

48 https://www.lifesitenews.com/news/47-studies-confirm-inefectiveness-of-masks-for-covid-and-32-more-confirm-their-negative-health-effects/

49 https://www.covidhub.ch/plus-de-400-etudes-demontrent-lechec-des-mesures-de-contrainte-contre-le-covid/?fbclid=IwAR2DCCzkYiUmbsapnIDt4-xLJ6bgEC0KroAuzdjTjsXf-1Lm5UNvBJ3Hk0s

belge ? Pourquoi notre système de santé publique applique-t-il le modèle de l'hôpital à l'ensemble de la population ? La Belgique est-elle en état critique, aux soins intensifs, pour qu'on utilise ce modèle ? Faire de la santé publique au départ du paradigme hospitalier, n'est-ce pas traiter le symptôme plutôt que la cause ? N'y a-t-il pas un risque de transfert d'une réalité sociale locale, hospitalière, à toutes les autres réalités sociales, à en devenir inhospitalières (Jaffré, 2003) ? Les soins intensifs sont-ils politisés ?

Leurs protocoles, savoirs et connaissances font-ils la différence entre une épidémie, une pandémie et une syndémie ?

Leroy[50]
CEO Saint-Pierre Bruxelles
** Leçons de la crise. Évolution nécessaire vers une nouvelle normalité pour vivre avec la COVID-19.*
** Analyse de la réforme du financement de F. VDB qui passe à côté d'enjeux majeurs*
(Digital, prévention, soins intégrés, fin de vie...)
** Et surtout : pistes de solutions*

RTBF[51]
02/03/2021
Vaccination : à l'instar de l'Europe, des médecins de l'ULB proposent un « Pass COVID-19 » pour la Belgique

Catherine Fallon[52]
évaluation des politiques publiques, ULiège

---

50 https://canalz.levif.be/talk/trends-talk-avec-philippe-leroy-12-02-22/video-normal-1524067.html?cookie_check=1644749312

51 https://www.rtbf.be/info/societe/detail_vaccination-a-l-instar-de-l-europe-des-medecins-de-l-ulb-proposent-un-pass-covid-a-la-belge

52 https://www.levif.be/actualite/belgique/nous-accusons-les-gouvernements-d-etre-totalement-denues-des-capacites-necessaires-pour-gouverner-carte-blanche/article-opinion-1498093.html?cookie_check=1638451118&fbclid=IwAR2gmB8ntpR6mja0b6SBSxMitZny9twJo9hPE4QmQtri_SfCKiC2hVj0tDo

Élisabeth Paul
politiques et systèmes de santé, ULB
Nicolas Thirion
droit, ULiège
02/12/2021
(carte blanche)
Nous accusons (les gouvernements d'être totalement dénués des capacités nécessaires pour gouverner)
À l'instar d'Émile Zola, révolté par l'injustice et l'incurie des débats de son temps, les universitaires Catherine Fallon, Nicolas Thirion et Élisabeth Paul (ULiège et ULB) « passent par voie de presse pour dénoncer les graves manquements politiques et de gouvernance qui caractérisent la riposte à la pandémie de COVID-19 en Belgique ». Et espèrent que « ceci suscitera enfin une évaluation indépendante de la gestion de cette crise ».

COVID-19 et rationalité[53]
La #TeamCovidRationnel est une équipe interdisciplinaire principalement composée de professeurs et chercheurs d'universités belges.
Ce blog vise à apporter des éclairages, réflexions, questionnements ou solutions transversales et complémentaires sur la crise de la COVID-19 en Belgique.
Il comprend aussi des cartes blanches moins factuelles, mais qui apportent une réflexion critique sur l'analyse de la situation COVID-19. Vu leur statut, elles sont bien identifiées comme à part.
Chaque article est signé par les auteurs indépendamment.
Pourquoi l'appellation CovidRationnel ?
Il ne s'agit pas de nous opposer à d'autres scientifiques qui seraient irrationnels, mais aux communications et gestions qui sont faites de la crise lorsqu'elles nous apparaissent trop guidées par de l'émotionnel, peu factuelles ou non basées sur des données scientifiques récentes et probantes.

53 https://covidrationnel.be

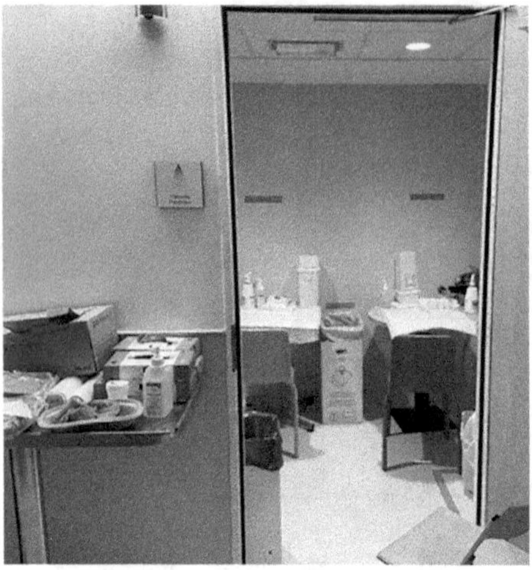

Figure 41. Locaux spécifiques de désinfection matérielle COVID-19

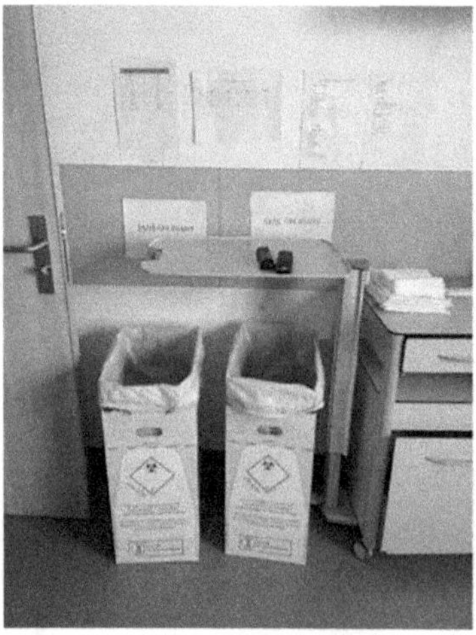

Figure 42. Mise en place spécifique déchets COVID-19

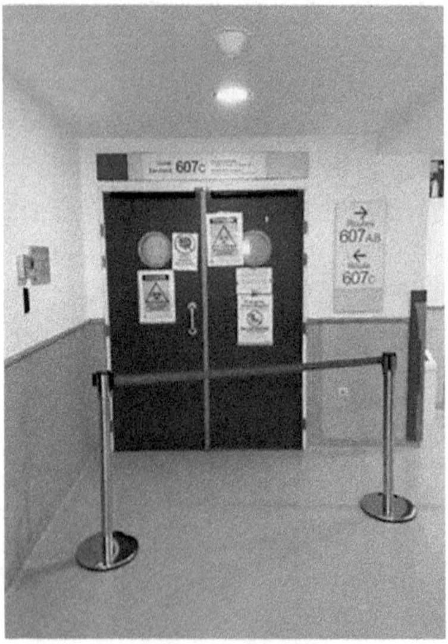

Figure 43. Marquage devant les unités et dans tout l'hôpital

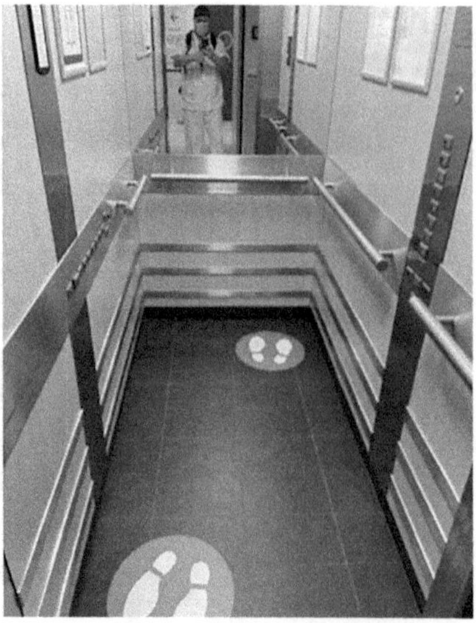

Figure 44. Marquage devant les ascenseurs visiteurs et dans tout l'hôpital

3/11/2020
Je retourne sur le terrain dans l'unité de soins intensif 509 HSP

Les gros titres du 3/11/2020
Rédaction **RTBF**[54]
Des militaires à l'hôpital de Seraing

Marc Bechet, **La DH**[55]
Les militaires investissent nos hôpitaux

Sarah Moran Garcia, **7sur7**[56]
Les militaires envoyés en appui des hôpitaux de la province de Liège

Nathan Ramaherison, **France info**[57]
La Belgique affiche le taux de contamination au coronavirus le plus élevé au monde, plus de deux fois supérieur à celui de la France. L'armée a été appelée en renfort pour soulager les hôpitaux.

54 https://www.rtbf.be/auvio/detail_des-militaires-a-l-hopital-de-seraing
55 https://www.dhnet.be/regions/liege/les-militaires-investissent-nos-hopitaux-5fa16a6b7b50a6525bd987ad
56 https://www.7sur7.be/belgique/les-militaires-envoyes-en-appui-des-hopitaux-de-la-province-de-liege~a5d3e5ab/
57 https://www.francetvinfo.fr/sante/maladie/coronavirus/coronavirus-l-armee-enrenfort-en-belgique_4166657.html

8 h à 10 h – Entrer en chambre, entrer dans le combat

Les opératrices entrent en chambre, équipées de leurs armures. Les aidants courent à droite et à gauche pour répondre à toutes les demandes. La fourmilière est en marche et tels des valseurs, tous se synchronisent pour soutenir le soigné. Les opérateurs s'attellent à suppléer les fonctions biologiques des corps inanimés, inconscients, en manque cruel d'oxygène, dangereusement chargés en dioxyde de carbone impossible à éliminer. Dans la chambre 12, Bill, 69 ans, se bat contre le rapport ventilation perfusion trop faible, pour ne pas dire inexistant. Dans la chambre 15, Nmusu, 53 ans. Chez lui, c'est le désordre acido-basique qui atteint des valeurs critiques, pour ne pas dire létales. Chambre 16, Léo, 64 ans, ici c'est une défaillance multiorgane ou encore un emballement immunitaire, une tornade inflammatoire, voire des troubles disséminés de la coagulation qui mettent sa vie en danger. Chambre 17, Souad, 40 ans, c'est le tout en même temps... En chambre, le combat pour la vie est engagé (figure). À l'hôpital, le combat pour sauvegarder l'humanité en péril (figure) est engagé. C'est en tout cas le sentiment des soignants. Autant les opérateurs à l'intérieur des chambres que les aidants courant dans les couloirs donnent tout ce qu'ils ont, mais ils ne sont pas les seuls.

Au même moment, la remise de garde entre médecins s'organise.

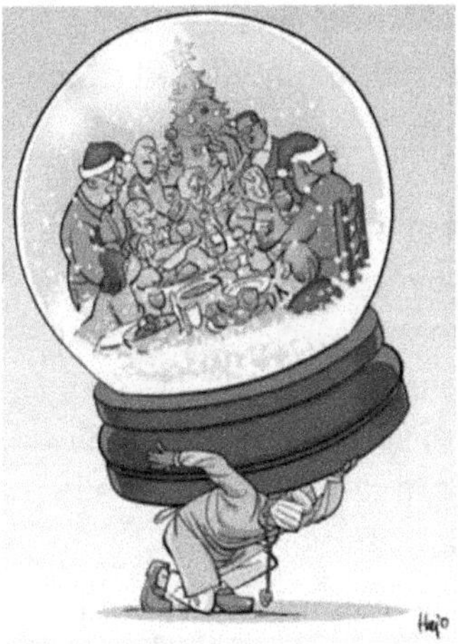

Figure 45. Sauvegarder l'humanité

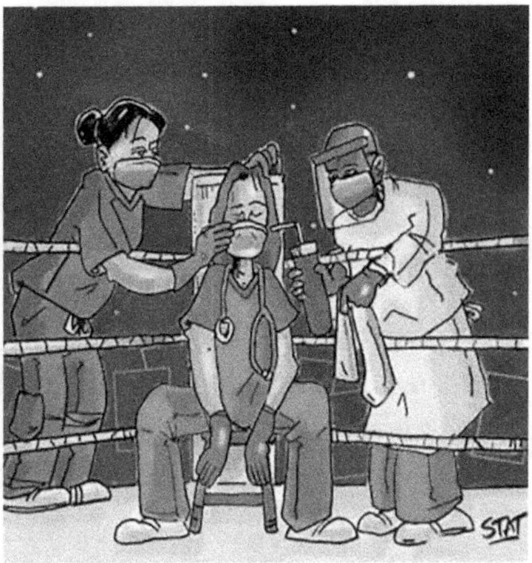

Figure 46. Combat pour la vie

TÉLÉ SAMBRE[58]

28/04/2020

Le docteur Nicolas Mangbau, urgentiste à l'hôpital de Lobbes, est décédé du COVID-19.

– Ce jour, j'apprends le décès d'un ami, collègue médecin urgentiste avec qui j'ai longtemps travaillé, ce n'est pas facile à entendre. –

L'organigramme médical

L'assistant de garde ayant fait la nuit s'attelle à la récolte des dernières informations nécessaires à la remise de garde. Pour ce faire, il utilise, entre autres, la feuille de suivi journalier (figures), glane certaines infos auprès des opératrices en charge, de la coordinatrice de jour, relève les derniers résultats de gazométrie et des biologies sanguines. Il fera le rapport de l'évolution des patients au départ de ces éléments et des évolutions thérapeutiques mises en place durant la

58 https://www.telesambre.be/coronavirus-le-docteur-nicolas-mangbau-est-decede

garde en fonction des événements[59] rencontrés. Chaque assistant a son organisation. Certains, plus méthodiques que d'autres, laissent les feuilles de suivi là où elles sont, a priori sur le chariot individuel du patient. Chaque opératrice ayant aussi son organisation, ces feuilles étant utilisées par chacun, elles peuvent tout aussi bien se trouver sur le chariot d'un autre patient en charge, sur la table centrale, dans le bureau des assistants voire, plus rarement, dans la cuisine. Les feuilles de suivi, les résultats de gazométrie, suivent l'organisation individuelle du dernier utilisateur. Voilà donc l'assistant à la recherche des feuilles de suivi dont il a besoin.

De manière générale, cette organisation qui semble être chaotique fonctionne sans trop d'accrocs. Chacun se connait, a l'habitude du fonctionnement de l'autre et la tolérance est le mot d'ordre. Cependant, dans ce contexte, les choses se compliquent. – *L'espace-temps qui sépare les médecins et le travail des infirmières est source de tension. Le médecin arrive vers 8 h, nous commençons à 7 h, chacun suit ses tâches dans un ordre établi en fonction de ses contraintes, mais aussi par habitude. Nos tâches sont complémentaires, c'est une gymnastique difficile qui crée, par moment, des conflits, des rappels à l'ordre* –, explique une infirmière du 607a. Plus tard dans la journée, vers midi, nous assisterons à un rappel à l'ordre entre l'infirmière, Stéphanie, et un médecin.

Une fois les informations réunies, vers 9 h, le rapport médical commence. L'assistant passe en revue chaque cas, transmet les informations sous la supervision du médecin-chef, son adjoint ou le résident de garde. Régulièrement l'infirmière coordinatrice y assiste aussi. Ce rapport est un moment de formation pour les assistants dans les hôpitaux universitaires comme celui-ci. Cela peut être stressant pour les plus jeunes, qui rendent ainsi compte de leur travail à leurs pairs et aux

59 Modification de l'état de santé du patient.

supérieurs hiérarchiques. Aux soins intensifs, ce sont des assistants seniors. Ils sont donc relativement habitués, ayant plusieurs années d'assistanat derrière eux. Le rapport dure en moyenne une heure pour celui qui sort de garde. Il n'est pas rare, pour ne pas dire fréquent, qu'il reste ensuite jusque midi, voire plus, pour remettre les dossiers à jour. La charge administrative est régulièrement dénoncée.

Ceux qui débutent leur garde reprennent la main. Ils doivent réactualiser l'ensemble des thérapeutiques avant midi pour que les commandes pharmacie puissent partir à temps et que les opérateurs aient le temps de les mettre en place avant le changement de shift. Les médecins de garde se répartissent la tâche. – *16 chambres, 14 patients, 2 entrants, qui veut quoi ? lance le chef.* – Le principe de répartition des patients est, en somme, le même que celui que nous avons vu lors de la répartition entre opératrices. Il est cependant à noter que les médecins sont moins nombreux que les opératrices. La figure 47 permet de visualiser une situation de répartition numériquement idéale.

Quelques précautions sont à prendre tout de même avec ce schéma. Il est évident que chaque jour est différent, avec des impondérables venant modifier l'idéal figé représenté ici, tant au niveau médical que du nursing. Par exemple, il n'est pas rare que des étudiants médecins viennent aider, ou que la coordinatrice de jour donne ses patients à l'un d'entre nous, afin de pouvoir faire des tâches plus administratives. Ou encore que les opératrices ayant en charge des patients sous CEC, instables, ne prenne qu'un patient... En outre, ce schéma organise linéairement les patients, mais, dans les faits, la répartition n'est pas si méthodique, les opérateurs ayant parfois un médecin différent pour chaque patient et inversement. Il n'y a pas de règle sur ce point : le hasard régule, malgré les affinités souvent évidentes. Chaque jour, il y a une opératrice de plus ou de moins, pareil pour les aidants, plus rarement pour les assistants. Le nombre de patients et

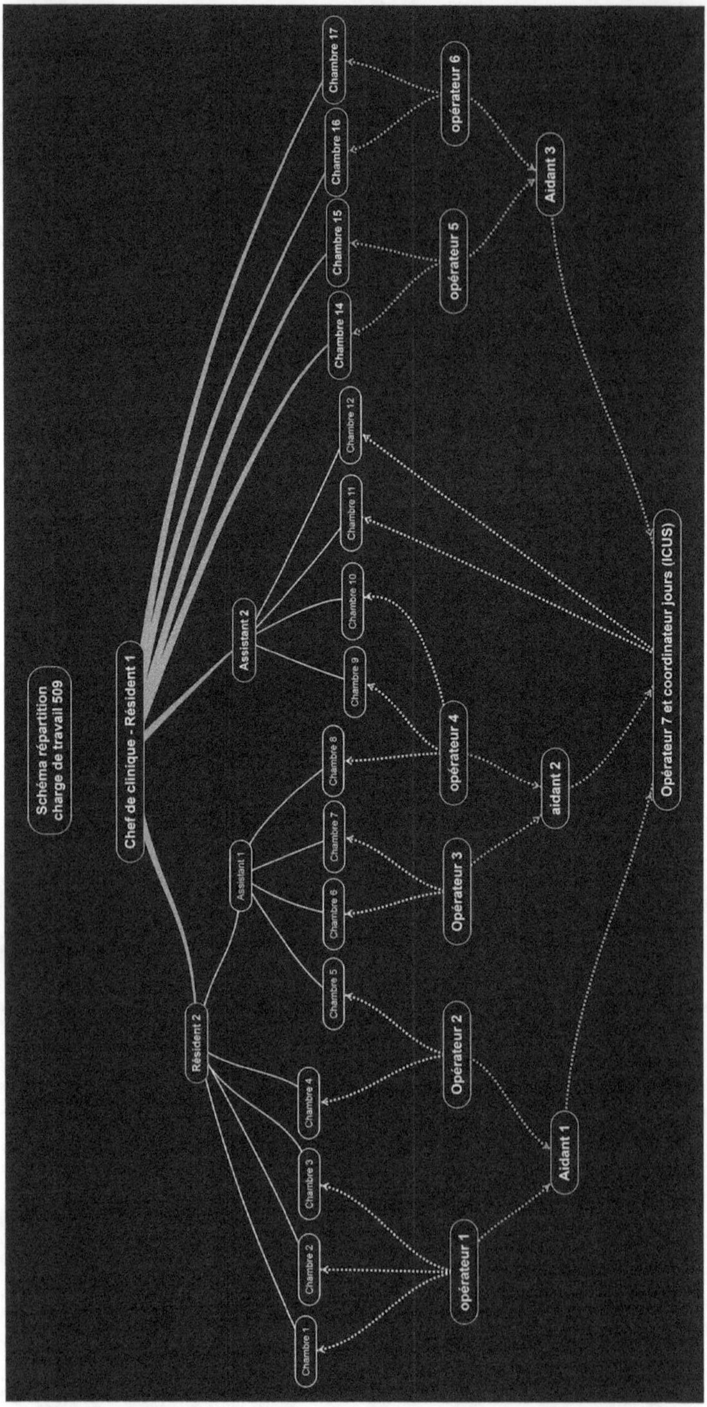

Figure 47. Schéma sur l'organisation de la charge de travail 509

la charge de travail dans chaque chambre change d'autant plus que, durant ces vagues, les chambres sont pour ainsi dire toujours occupées et la charge conséquente.

Ce schéma permet aussi de lire l'organisation hiérarchique officielle du service qui, comme je l'ai énoncé précédemment, découle des financements. Il est à reproduire pour chaque unité de soins intensifs, c'est-à-dire 3 fois : 607b, 607c et 509 (607a). Habituellement, le pôle infirmière est attitré à un service, tout comme le pôle médical, ce qui fait que chacun se connaît et a l'habitude de travailler ensemble. Ici, ces pôles infirmière tournent dans les trois USI. Le chef de clinique et l'ICUS, eux, sont attitrés au service.

Une fois le rapport fini, vers 9 h, les médecins résident, assistants et chefs de clinique prennent un temps pour s'approprier les données des patients, en commençant par ce qui semble le plus urgent. Les habitudes de chacun sont différentes. Certains se plongent dans les données paracliniques disponibles via des programmes sur l'ordinateur ; d'autres dans les données cliniques relevées par les infirmières opératrices et enfin, d'autres vont voir leurs patients, les regardent à travers les fenêtres du sas. Plus rarement, ils entrent en chambre et font un bilan clinique complet.

Premier jour en chambre

Durant ce temps-là, les opératrices continuent le travail. Une infirmière de l'USI 607c, unité coronaire, que nous appellerons Léonie, vit son baptême du feu chambre 16. Léo, 64 ans, ARDS COVID-19 sévère, septicémie sous circulation extracorporelle. – *Je suis content de te voir, dit le perfusionniste qui arrive près de Léonie. – Moi aussi je suis contente de te voir, tu connais aussi l'hémodialyse ? – Non. – Ah merde. J'avais besoin d'être rassurée. Les collègues autour : – Mais t'inquiète, tu vas gérer. Tu connais ça par cœur…* – Une touche d'humour bien cynique des soins intensifs : – *T'inquiète pas, si tu foires celui-là, demain, il y en a un autre. C'est vrai que la machine est un peu vieille, comme toi, mais ça va aller.* – Ils entrent en chambre et ressortent bien plus tard.

Vers 9 h, je (Philippe) suis confronté à la situation suivante : – *Une collègue infirmière opératrice me demande de vérifier le dosage du médicament qu'elle doit administrer auprès de l'assistant. Ce médicament coule en gamma/kg/minute. Le médecin-assistant me répond qu'elle doit mettre le pousse-seringue sur 4ml/h.* – Le fait est qu'il ne peut pas savoir ceci, car il ne sait pas comment est préparé le médicament, ni comment il est dilué. Il ne connaît pas le dosage. Je transmets l'information reçue du médecin à la collègue qui me répond – *Oui, mais moi, j'ai pas confiance en ce médecin* –. Plus tard, j'irai voir le médecin-chef pour avoir une réponse claire. Il me dira : – *Oui, en effet, ils n'y connaissent rien.* – Une collègue me dira pour sa part : – *N'oublions pas que les assistants seniors à l'USI sont toujours en formation. Ils gèrent déjà pas mal, oui, mais pas tout… Ils n'ont pas toujours d'expérience pratique et ceci est une charge supplémentaire pour les infirmières. C'est une charge supplémentaire pour l'équipe* –, – *Le nombre de fois que les patients meurent, peu de jours après leur décision de continuer le traitement, malgré l'acharnement des médecins. On ne prend pas en compte ce qu'on dit* –. Une autre n'est pas d'accord et déclare : – *Nos médecins discutent volontiers de ce qu'on pense, tu imagines si tu dois prendre la décision, c'est bien beau de dire ça, mais quand il faut décider, c'est autre chose...* –.

Voici une dernière situation un peu cocasse : une infirmière en chambre m'appelle et me demande : – *Qui est le doc en charge de ma chambre ? Je lui réponds : – C'est le doc qui est avec vous dans la chambre. J'entends ce même doc assistant senior dire : « Mais c'est moi, c'est moi... » derrière, en bruit de fond.* Il faut dire qu'ils ne se connaissent pas. L'infirmière me dira plus tard : – *J'ai quand même été vérifier auprès d'un doc que l'on connaît de l'unité si c'était bien un docteur, pas un stagiaire qui dit être doc ou que sais-je...* –.

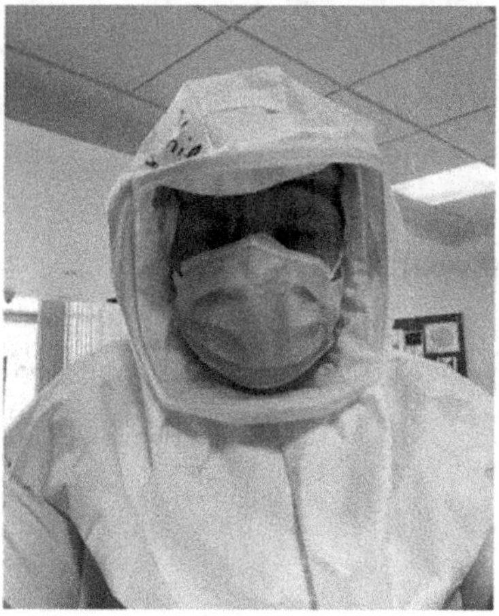

Figure 48. Équiper j'entre...

Philippe Bonneels
15/04/2020
– Les deux premiers jours de ma prise de fonction, je serai aidant.
Ensuite, je passerai opérateur.
Il faut passer le pas, franchir le sas et rentrer dans la chambre.
Je prends conscience de ceci, une grande inspiration et hop !
Tout équipé, je me lance.–

Ce matin, je (Philippe) suis opératrice. Me voilà équipée. J'entre en chambre. J'ai deux patients à ma charge. Chambre 14, Daniel, 52 ans, COVID-19 et chambre 7, Ornella, 65 ans, ARDS COVID-19. De plus, j'ai promis de donner un coup de main à une collègue, chambre 15, Nmusu, 53 ans, sepsis sur COVID-19. J'entre en premier Chambre 14, Daniel, 52 ans, COVID-19, et je poursuis directement, sans pause, avec la chambre 7, chez Ornella, 65 ans, ARDS COVID-19. Cette patiente a été anesthésiée pour un problème orthopédique avant le confinement et l'arrivée de la COVID-19 en Belgique. – *Elle a attrapé la COVID-19 durant son hospitalisation et est depuis inconsciente et intubée. Maintenant, elle se réveille. Elle se réveille dans ce contexte de vision de « fin du monde ». Nous tous, habillés en cosmonautes, avec un sas de décompression entre elle et l'extérieur, pas de visite autorisée… Je (Philippe) n'aimerais pas être à sa place. S'endormir avant et se réveiller dans ce contexte doit être particulièrement perturbant, j'imagine.* –

Je passe la première porte du sas. Dans ma tête, je m'organise et me convaincs que cela va bien se passer.

– *Je suis plutôt organisée, structurée. Il me faut de l'ordre, une chose après l'autre, d'abord une photo de la situation. Waouh, beaucoup de machines… OK, je me calme, concentre-toi, sécurité ? Il y a ce qu'il faut ? Un tour de chambre me permet de voir ce qu'il y a et de me rassurer par l'organisation structurée que je mets mentalement en place.* –

Ensuite, le patient, je me présente, – *Respire-t-il ? Comment respire-t-il ? Il a un tube endotrachéal de combien ? Est-il bien fixé ? Enfoncé à combien ? Le ballonnet est-il bien gonflé ? Quel mode respiratoire pour quel paramètre respi et hémodynamique ? Les alarmes sont-elles correctes ? L'aspiration est-elle opérationnelle ? Utile de suite ? Non ! Je continue. Les paramètres monitoring respi OK. Cardio OK, neuro +/-.* – J'utilise une approche par système pour prioriser mes actes et reviens systématiquement au premier en cas de problème. C'est un drill qui me vient des urgences : dix ans dans ce domaine, ça laisse des traces. Cela étant dit, nous sommes nombreux à utiliser cette technique.

Suivant ma logique, point par point, je continue mon tour du lit. Une étudiante infirmière en spécialisation me rejoint. Elle n'est pas habituée aux soins intensifs, mais maîtrise les soins de base. On débute les soins d'hygiène. Je l'oriente au besoin quant aux priorités, suivant la logique de système. Nous arrivons au moment où il faut changer le tube endotrachéal de côté. C'est-à-dire, le passer d'une commissure à l'autre. De la commissure de la lèvre droite à celle de gauche. On pourrait aussi le fixer au milieu de la bouche. Nous faisons ceci journalièrement afin de réduire le risque d'escarres, provoquées par les points d'appui du tube. Je relève deux risques majeurs à cette technique. Le premier : extuber le patient. Cela pourrait lui être fatal dans le pire des cas ; dans le meilleur, il le supporte bien. La sédation et la curarisation rendent plus probable le pire. Le deuxième risque : l'inhalation de sécrétions. Cela est peu souhaitable dans les conditions actuelles (un échange gazeux inefficace, rapport perfusion-ventilation dangereusement réduit par l'inflammation, l'infection...) et pourrait aussi lui être fatal. Pour réduire ce risque au minimum j'aspire bien, avant. Le risque de désaturation et d'inconfort sont d'autres probabilités présentes. Mais c'est bon, tout semble sous contrôle. Cette technique, je la connais assez bien, elle est facile même si impressionnante.

Je m'exécute avec la plus grande attention. Préalablement, j'ai fait un bolus[60] avec le pousse-seringue de Propofol, le patient est bien sédaté. Il devrait être compliant à cet acte désagréable. – *Un gros tube dur qui bouge dans l'arrière-gorge.* – J'aspire dans le tube, dans la bouche, bien profondément. Je m'applique, pour limiter au maximum les

60 Injection intraveineuse rapide d'une quantité choisie d'un médicament. Ici médicament hypnotique sédatif avec une seringue électronique, installée en continu. Quelques millilitres de Propofol.

risques. Je sais aussi que son estomac est vide. J'ai effectué le contrôle du résidu gastrique. Mon patient est installé sur le dos, sanglé aux poignets. C'est bon, tout est réuni, j'y vais. – *Je coupe délicatement le fixe-tube, sans couper le ballonnet. Je change de côté, délicatement, vérifie bien ne pas avoir bougé la profondeur du tube, ch24, afin de garantir l'oxygénation des deux poumons. J'écoute avec le stéthoscope. C'est bon. Je refixe le tube solidement. Aspire dans la bouche et dans le tube. Enfin, je vérifie que le ballonnet est libre et bien gonflé.*[61] – Tout semble s'être bien passé, la tension retombe, le patient sort de son inconscience profonde progressivement. Et là… Tout s'accélère…

Le patient se met à avoir des sécrétions débordantes par le tube endotrachéal qui est partiellement obstrué. Son réveil est agité. – *Il lutte contre son tube, s'agite, les paramètres s'affolent.* – Je garde mon calme, self-control, j'agis avec méthode, – *sort une canule d'aspiration, une yankauer, aspire dans le tube. Revérifie la fixation, le ballonnet. Je décide de faire un bolus de Propofol, mais il ne prend pas vraiment. Cela devrait agir en quelques secondes. Il sécrète, sécrète… ça sort de partout. La saturation diminue. Ça reste acceptable, 85 % au lieu des 95 % de départ. Je fais un bolus d'oxygène pur 100 % Fio2, directement avec le respirateur. Il lutte contre le respi.* –[62] J'aspire. Cela dure bien 20 minutes. Durant ce temps, les techniciens radio sont arrivés. Il faut glisser la planche sous le thorax du patient, le mobiliser, le faire bouger, revérifier que tout est en ordre. La synchronisation organisée préalablement fonctionne, même si la charge de travail est conséquente, on aura les images, c'est parfait. La situation ne s'améliore pas. – *Je me dis de plus en plus que j'ai oublié quelque chose, que je n'aurais pas dû le faire, le doute monte en moi…* – Je décide d'appeler de l'aide. – *Je sonne et demande à parler à une infirmière patentée. On me répond OK et raccroche.*

61 Autrement dit : qu'il protège les voies aériennes des vomissures et autres liquides.
62 C'est-à-dire qu'il ne se laisse pas ventiler.

Je m'attends à être rappelé. Rien. Je suis impatient. Je rappelle, explique mon urgence. On me passe une personne plus expérimentée qui me dit aller voir le médecin. – Le médecin arrive le plus vite qu'il peut, une éternité pour moi.

Le médecin me questionne, regarde la radio, vient voir au travers de la fenêtre qui nous sépare. Sas oblige. – *Il prend des risques, franchit la première porte du sas sans tenue. Me demande de vérifier différents paramètres. Je réponds, cherche les réponses, me retourne, il n'est plus là. Je me sens seul à ce moment. Je vois, au travers des deux vitres du sas qui me sépare du couloir, une assistante en train de s'habiller. Cela me soulage un peu.* – Elle rentre, me questionne à nouveau. Je lui relate la situation le plus rapidement, clairement et complètement possible. Elle marmonne, – *On se calme, on se clame, rassemble tes idées et procède méthodiquement.* – On refait une aspiration. On revérifie chaque point ensemble. On lui refait un bolus de *Propofol* et un de *Dormicum*. Double dose de ce que j'ai déjà fait. Elle me demande aussi d'augmenter la dose continue, la doubler pour être exact, 10 ml/min pour une concentration de 1/1 de *Propofol* et 6 ml/min pour une concentration de 1/1 de *Dormicum*[63]. Par contre, on diminue le *ketalar*[64]. Cela provoque peut-être l'agitation et potentiellement aussi les sécrétions. On discute d'alternatives. Changer les conditions du respirateur ? On teste un mode recrutement. C'est-à-dire qu'on augmente les paramètres de pression de fin d'expiration et le temps pendant lequel cette pression est maintenue. On monte la pression positive intra-alvéolaire télé-expiratoire résiduelle, la PEEP. Tout ceci dure une éternité dans ma tête, plus ou moins 30 minutes avant de retrouver un peu de calme. Je suis dans la chambre depuis trois heures. J'étais passé de la chambre de mon premier patient à celle-ci sans pause, plus une heure dans la chambre 14, Daniel, 52 ans, COVID-19. Je suis fati-

63 Médicament d'anesthésie, hypnotique sédatif.

64 Médicament d'anesthésie, curare.

gué, exténué, ma concentration diminue. La situation semblant s'être calmée. Je demande à l'assistante si cela ne la dérange pas que je sorte un petit moment. Elle me confirme rester encore un peu pour voir, mais que je peux sortir. Je m'exécute en vérifiant que tout est OK et en prenant une photo de la situation me permettant de voir le matériel manquant et autres pour m'organiser pour la suite. Je sors – *effectue la procédure de déshabillage mécaniquement. Je suis vide. Je me désinfecte les mains. Enlève la blouse et les gants scotchés sans me contaminer. Je passe la première porte du sas. Referme la porte. Me re-désinfecte les mains. Enlève la visière. Me désinfecte les mains. Enlève la charlotte de fortune, me désinfecte les mains. Enlève l'un des deux masques, me désinfecte les mains.* – Je passe la deuxième porte du sas et me retrouve à l'air libre. Enfin presque, j'ai toujours un masque FFP2 qui sent – *la vieille odeur de lave-vaisselle* – sur le nez. Je jette un coup d'œil par la vitre aux paramètres du patient chambre 14, Daniel, 52 ans, COVID-19. Me dirige vers la cuisine prendre un grand verre d'eau fraîche (figure 49).

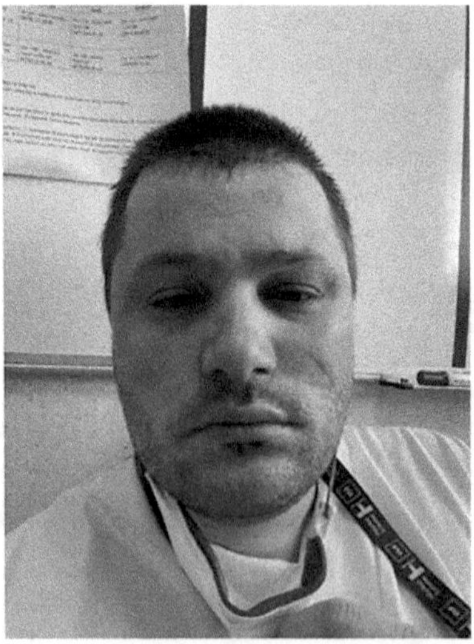

Figure 49. En sortant de la chambre, de la combinaison, je m'installe dans la cuisine

Durant tout ce temps en chambre, – *j'ai fini les soins d'hygiène. Réinstallé le patient. Changé la literie. Vérifié et ajusté le gavage. Administré les médicaments par la sonde. Fait la réfection du pansement de la sonde naso-gastrique. Découvert et traité un début d'escarre nasale. Apporté les soins nécessaires aux plaies. Fait un prélèvement sanguin. Effectué des prélèvements spécifiques pour l'étude COVID-19 en cours. Prélevé plusieurs gazométries…* –

Paul De Raeve[65]
Secretary General – EU Nurses
European Federation of Nursing Associations (EFN)
The EU needs more nurses. 30% left the profession in the last 2 years. Hospitals are closing units, just because there are nurses. We need to stop recruiting for silos, like ICU. We need an EU recruitment and retention strategy, and we need it now, not in 5 years. The EU needs to build a resilient nursing workforce as all Member States need more nurses.

65 Paul De Raeve Secrétaire général - Infirmières de l'UE, Fédération européenne des associations infirmières (EFN). L'UE a besoin de plus d'infirmiers. 30 % ont quitté la profession au cours des deux dernières années. Les hôpitaux ferment des unités, juste parce qu'il y a des infirmières. Nous devons arrêter de recruter pour des silos, comme les soins intensifs. Nous avons besoin d'une stratégie européenne de recrutement et de rétention, et nous en avons besoin maintenant, pas dans 5 ans. L'UE doit se doter d'une main-d'œuvre infirmière résiliente, car tous les États membres ont besoin de plus d'infirmières.

10 h à 12 h – Monitoring social, monitoring biologique

Appel quotidien de la secrétaire du directeur de l'hôpital
« Bonjour, comment va aujourd'hui ?
Combien de patients avez-vous ? Et combien sous ventilateur ? »
– 12 patients intubés, 3 optiflow, 1CEC, 9 infirmiers, 4 aides –

Appel de l'ICS
Pourriez-vous former ceux qui ne le sont pas à la CEC,
il faut se préparer à la deuxième vague, à l'imprévisible.

Leïla Belkhir[66]
Infectiologue aux Cliniques
26 août 2020
Fiasco du testing, communication catastrophique : le COVID-19
en Belgique expliqué aux commissaires –

Monitoring social

Chambre 6, Joachim, 81 ans, ARDS COVID-19 sévère, septicémie. On a arrêté le traitement de ce patient hier soir. Il décède ce matin à 10 h 01... Un sentiment d'injustice nous traverse. Une collègue dira – *qu'il ne faut pas penser au travail effectué en lien avec le résultat, sinon on ne pourrait plus continuer.* – Une autre dira ne pas connaître le patient, elle dira, – *je connaissais tous les paramètres par cœur.* – Elle s'est particulièrement occupée de lui, s'est donnée à fond. Elle répétera – *Je ne le connais pas, pour moi, ce sont des chiffres. Je ne connais pas sa famille. Je ne lui ai jamais parlé. J'ai gardé les distances.* – Tous, nous écoutons discrètement cette discussion qui amène un silence pesant dans le couloir, il nous faut passer à autre chose, une infirmière détourne notre attention avec une blague...

Au même moment, dans le bureau central des infirmières, le va-et-vient est constant. Les téléphones sonnent de partout.

66 https://www.rtbf.be/article/fiasco-du-testing-communication-catastrophique-le-coronavirus-en-belgique-explique-aux-deputes-10569518

Les touches des vieux claviers cliquettent sous les doigts qui s'agitent. La porte grince. L'armoire fait un bruit strident dès qu'on l'ouvre. Le tube pneumatique qui relie tous les services de l'hôpital fait vibrer les murs en soufflant dans le tuyau les ampoules plastiques contenant les tubes de prélèvement. Les roulettes des chaises usées frottent le sol. On ne peut donner du sens à tout ceci que par le suivi des constantes physiologiques des patients qui rythment la vie, le bruit du service. Tout cela ne prend sens que par le bruit des monitorings qui bipent dans les haut-parleurs, audible de tous, au moindre changement, dépassement de courbe dans l'une des chambres de l'unité. Autrement dit, il sonne tout le temps, car les alarmes ne sont pas correctement réglées, sont ignorées ou inadaptées aux paramètres du patient. L'état labile des patients fait que ces paramètres évoluent vite et il est vrai que nous ne prenons pas toujours le temps de les remettre à jour. À cet instant précis, la ligne de vie s'aplatit sur le monitoring de la chambre 6, Joachim, 81 ans, ARDS COVID-19 sévère, septicémie. Un moment de silence se fait entendre. Comme si tout s'arrêtait un instant, avant de repartir dans le rythme des alarmes.

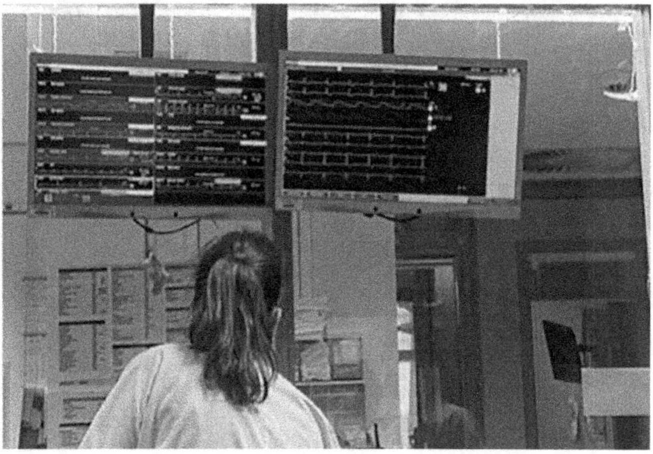

Figure 50. Chambre 6. Joachim, 81 ans.
ARDS sévère. Septicémie...

Ces monitorings sont reliés à ceux de chaque chambre et sonnent selon trois codes différents : bleu, jaune et rouge. Ils sonnent en fonction des réglages alarmes faits en chambre. Le bleu signale une donnée manquante (un fil déconnecté par exemple). Le jaune signifie qu'un paramètre vital s'approche de la limite fixée. Une alarme rouge se déclenche quand un seuil vital est dépassé ou en cas d'électrocardiogramme incompatible avec la vie du patient. Chacun peut ainsi suivre ses patients depuis ce bureau. Ce système relie aussi les monitorings entre eux dans chaque chambre. Nous pouvons ainsi suivre les patients à notre charge quand nous sommes dans une autre chambre. Nous pouvons aussi suivre les patients des collègues. En l'occurrence ici (figure 50) nous pouvons voir, sur l'écran de gauche, quatre alarmes bleues ainsi qu'un jaune au-dessus et une rouge en bas. Sur l'écran de droite (mise en focus sur une chambre particulière : la chambre 6, Joachim, 81 ans, ARDS COVID-19 sévère, septicémie), aucune alarme ne s'est déclenchée alors que le rythme cardiaque est en train de s'arrêter. Cela signifie que la collègue a réglé les alarmes au vu des changements de paramètres qui allaient intervenir ou, devrais-je dire, a éteint toutes les alarmes, ce qui signifie que c'est la fin, le décès est entendu.

+/- 10h30 – Doute et certitude, quelle place dans la science ?

Les médecins, qui ont maintenant fini le rapport de garde, s'attèlent à mettre à jour les thérapeutiques des patients à leur charge. Pour ce faire, ils se tiennent à jour de l'évolution des savoirs scientifiques, qu'ils confrontent à l'état clinique et paraclinique du patient. La COVID-19 étant un nouveau virus dans nos unités de soins, les connaissances démarrent de presque rien[67], – *ce qui est épuisant et peut engendrer un sentiment d'impuissance* – , – *la COVID-19 elle-même, on ne la connaît pas, mais on apprend chaque jour.* – Bien sûr, les thérapeutiques de soutien des symptômes sont, elles, bien connues et maitrisées par les intensivistes[68] et ce, depuis de nombreuses années comme en attestent les multiples manuels de référence (Harrison et al., 1992 ; Vincent, 2006 ; Furger & Fumeaux, 2020), d'histoire de la médecine moderne et particulièrement de la médecine intensive, qui a vu naître les unités de soins intensif en 1950, des suites des épidémies de poliomyélite (Vincent, 2012). Chaque médecin se met donc sur son ordinateur, analyse les données, résultats, examens ; tient à l'œil les dernières publications et les éprouve à l'aune de la situation clinique du patient. Les meilleurs jours, ils ne sont interrompus que quelques fois, les autres… l'actualité du service, les besoins des opératrices, un nouvel arrivant aux urgences, une situation urgente en chambre, un conseil par-ci, un examen par-là… – *on les empêche de faire le travail.* – – *L'infirmière est une « empêcheuse de faire » pour les docteurs* –, dit l'une d'elles.

Ce matin, au départ de leurs mises à jour thérapeutiques, les médecins ont décidé d'extuber le patient de la chambre 11, Archi, 71 ans, COVID-19. L'assistant prévient l'opératrice. – *La*

67 https://www.pasteur.fr/fr/centre-medical/fiches-maladies/maladie-COVID-19-nouveau-coronavirus

68 Médecin et infirmier spécialisé dans les soins intensif.

décision est prise, on y va dès que tu es prête. – L'opératrice arrête tout ce qu'elle fait et prépare le matériel nécessaire, revêt son armure, code PAPR et entre en chambre. En chambre 11, Archi, 71 ans, elle prépare le patient. Elle fait savoir qu'elle estime qu'il n'est pas prêt à être extubé : – *plusieurs avertissements seront donnés par l'infirmière avant l'extubation, insistant sur le fait qu'il est inconscient.* – Rien n'y fait, la décision est prise. L'assistant entre, équipé PAPR. Le résident[69] reste dehors, l'assistant se sentant à l'aise. L'extubation a lieu.

> " L'interruption du support ventilatoire se réalise non pas en réduisant progressivement le niveau de la ventilation assistée (sevrage), mais en identifiant et en traitant systématiquement les facteurs responsables de l'insuffisance respiratoire.
>
> *La décision d'extubation d'un patient après un essai de respiration spontanée n'est plus basée sur l'utilisation de l'indice de respiration rapide superficielle et on se base davantage sur le bilan clinique effectué au cours de l'essai, complété par la mesure des gaz du sang artériel. Les patients qui vont bien pendant un bref essai de respiration spontanée de 1 à 2 heures et qui ont des gaz du sang artériel favorables sont de bons candidats à l'extubation. La décision d'extubation est une décision distincte de la décision d'arrêter l'assistance ventilatoire et nécessite une évaluation de l'état mental du patient et des réflexes de protection des voies respiratoires, ainsi que de la perméabilité des voies respiratoires.*
>
> *Les sédatifs et les opiacés peuvent prolonger la ventilation mécanique. Ces drogues peuvent s'accumuler et provoquer une sédation prolongée, gênant les tentatives de sevrage même lorsque la cause de l'insuffisance respiratoire a été corrigée. Le niveau de sédation doit être continuellement évalué et le sevrage progressif des sédatifs doit commencer dès que possible. Des protocoles de sevrage peuvent être utilisés ou une simple interruption journalière peut être pratiquée. La perfusion est interrompue jusqu'à ce que le patient soit réveillé et obéisse aux ordres ou jusqu'à ce qu'il ait besoin d'une nouvelle sédation en cas d'agitation, de désyn-*

69 Médecin faisant sont assistanat en médecine intensive dans le service.

chronisation du respirateur ou de dysrégulation physiologique. Si la sédation est toujours nécessaire, elle est reprise à la moitié de la posologie précédente et titrée selon les besoins. Plusieurs études ont montré que la durée moyenne de ventilation mécanique est réduite dans les établissements de soins qui utilisent de façon quotidienne des « vacances de sédation » ou d'autres protocoles de sédation, ainsi que des essais quotidiens de respiration spontanée. – (Karthika, M. et al., 2016) ”

Chambre 11, Archi, 71 ans, COVID-19. L'extubation se passe mal. L'assistant demande de l'aide à ses collègues. Deux médecins, un assistant et un résident, s'habillent rapidement en PAPR et entrent en chambre. L'infirmière opératrice demande l'aide d'une collègue, mais elles sont toutes occupées en chambre. L'une d'elles sort de sa chambre – *les alarmes sur le monitoring l'ont convaincue de l'urgence.* – Elle se déséquipe et se rééquipe, – *passer d'une chambre à l'autre avec le même équipement augmente le risque de transfert de germes, ce n'est pas permis.* – Les aidants courent pour équiper tout le monde et apporter le matériel nécessaire au plus vite. Le patient est extubé. Il ne respire pas. Il faut le réintuber d'urgence. Le patient fait un arrêt cardiaque. Branle-bas de combat dans le service – *les alarmes sur le monitoring ont averti tout le monde, chacun observe de là où il est ce qui se passe.* – Les médecins présents essayent de voir ce qu'ils peuvent faire et, du bout de leurs téléphones, donnent des ordres et soutiennent les collègues en chambre. – *Il faut ranger et inventorier le chariot de réanimation qui, manifestement, n'est pas à sa place ni complet* –, le médecin responsable ne manque pas de le faire remarquer aux infirmières. Le médecin-chef, fixant le monitoring dans le bureau, commentera – *l'inexpérience, le manque de préparation. Je savais que cela se passerait comme ça. C'est pour cela qu'il faut prendre le kit. Il y a des protocoles.* – L'infirmière en chef, elle aussi présente, réagira du tac au tac – *Je fais mon travail. Les protocoles sont prêts, mais si on ne les lit pas... Les kits, oui, ils sont*

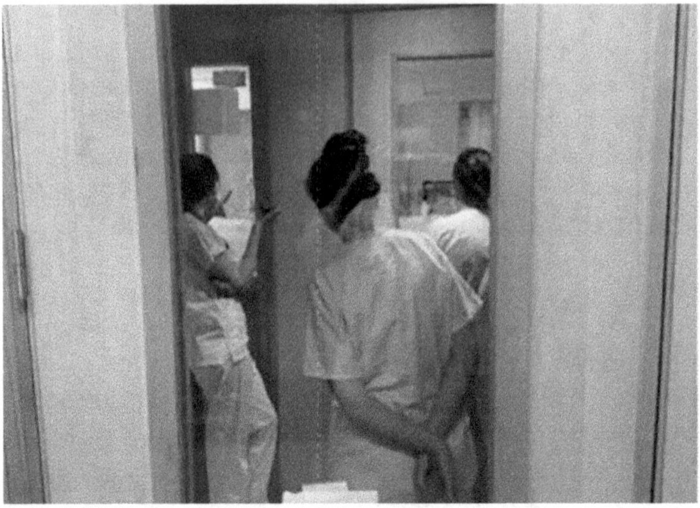

Figure 51. Réanimation cardio-pulmonaire

dans la PIC6[70]*, on a été obligé de les mettre là, car les premiers jours rien n'a été facturé et on n'arrive pas à récupérer.*[71] – Le temps passe. Dans la chambre 11, Archi, 71 ans, COVID-19, l'ambiance est électrique. L'arrêt cardiaque a duré plusieurs minutes. – *Chacun est préoccupé par la situation, pronostics très pessimistes des uns, optimistes des autres. On tente de réfléchir à ce que l'on peut faire, anticiper… comment aider, ce ne serait pas juste qu'il meure maintenant avec tous les efforts qu'on a faits.* – Ils l'ont récupéré et réintubé. Le calme reprend presque le dessus, – *on va au scanner, il n'a aucune raison d'être inconscient.* – – *Le travail dans les autres chambres se complique, ils ont aussi leurs obligations ; une gazométrie qui a déjà trop attendu doit-être faite par-là, besoin de matériel par ici, de réponses pour les paramètres respirateurs au bout du couloir…* –

70 Automate qui délivre les médicaments et kit.

71 Facturer chez l'un ou l'autre pour garantir les prochains budgets et remboursements ainsi que l'approvisionnement du stock.

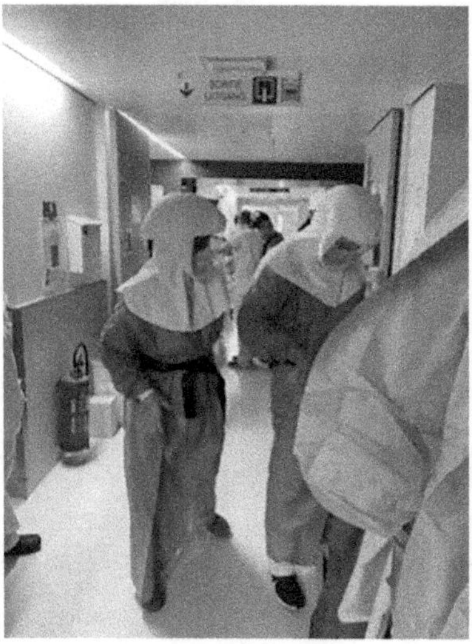

Figure 52. RCP

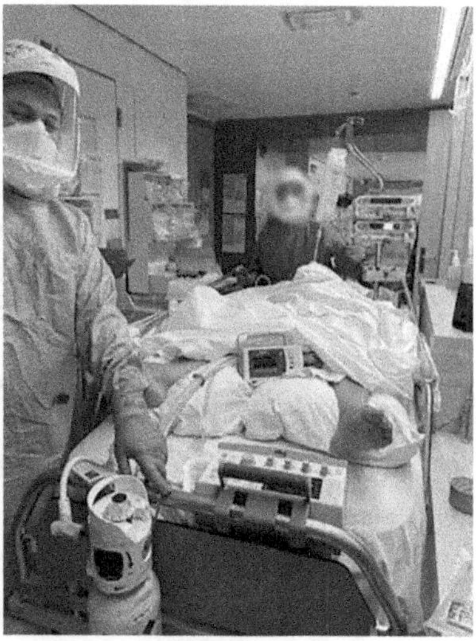

Figure 53. Transport

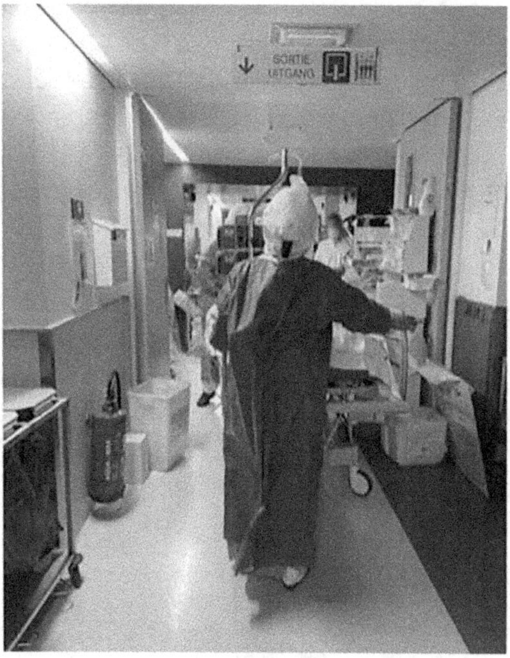

Figure 54. Transport

MediQuality[72]
20/12/2021
Coronavirus en Belgique : un sondage dévoile les doutes, mais aussi les espoirs des médecins
(...) « Pour 2022, les souhaits et espoirs des médecins interrogés sont : la prise de conscience de la fragilité du système des soins de santé menant à des actions gouvernementales concrètes (74,2 %), le développement de traitements anti-COVID-19 plus efficaces et une amélioration des vaccins (64 %), et la stabilisation de la pandémie (51,5 %). »

Le temps passe. On se prépare pour le scanner. On prévoit le matériel et le personnel nécessaires. On y va en combinaison PAPR complète. On est deux infirmières et un assistant. L'assistant aura le rôle de celui qui – *reste propre* – : il ouvrira les portes, ascenseurs... On calcule si l'oxygène disponible est suffisant, prend la valise de réanimation, débranche la nutrition, prend le monitoring mobile, débranche le matelas *alternating*, vérifie la sonde urinaire, aspire dans le tube et arrière-gorge... On se met en route pour le scanner. Traverse tout le service avec notre équipement accroché au lit, déplace les chariots de soins dans le chemin, sort du service. Emprunte la passerelle. Prend l'ascenseur-patient. Arrive dans le couloir du scanner ou plusieurs patients attendent leur tour. On est prioritaires. On entre dans le scanner, – *les architectes n'ont pas pensé au grand lit manifestement... ça passe tout juste.* – Tout est bien synchronisé cette fois-ci (ce n'est pas toujours aussi facile). Le scanner dure 15-20 minutes. Sur place, il faut passer le patient du lit à la table du scanner tout en gardant le matériel indispensable. – *Un point optimiste à soulever est qu'il n'y a pas eu de NO FLOW*[73]*, ce qui est plutôt positif pour*

72 https://www.rtbf.be/info/dossier/epidemie-de-coronavirus/detail_coronavirus-en-belgique-un-sondage-devoile-les-doutes-mais-aussi-les-espoirs-des-medecins

73 Durée durant laquelle le débit cardiaque est nul, avant toute pratique de réanimation cardiopulmonaire. La quantification de la durée de *no flow* suppose la constatation de l'arrêt cardiaque par un témoin.

le patient, mais... cela n'empêche pas son instabilité, ici l'origine de l'arrêt cardio-respiratoire est une hypoxie majeure de quelques minutes. Le fait qu'il ait fait un arrêt signale le peu de réserves du patient. – On est dans la salle avec le radiologue qui analyse en direct les résultats. Les conclusions immédiates commencent à tomber, – *rien de majeur, mais le thorax est fracturé à cause du massage cardiaque, possiblement une petite embolie pulmonaire, mais rien au cerveau.* – Maintenant, on fait la démarche dans l'autre sens, il faut remonter.

Arrivés en chambre, il faut tout réinstaller – *puis trois docs dans une chambre, ça fout le bordel...* – Il faut vérifier le matériel qui manque, réinstaller confortablement le patient, le rafraîchir, vérifier la fixation du tube et du ballonnet, aspirer, vérifier et remettre en route l'alimentation, remettre en route tous les traitements... et puis il reste le deuxième, le troisième, le quatrième patient, qui soit n'a plus été vu depuis notre départ, soit a été suivi par un collègue resté dans le service.

Vers 11 h 30, loin des regards indiscrets, plusieurs infirmières font le bilan de cette situation. – *Je ne comprends pas ce qu'a fait ce médecin, ce n'est pas logique. Bon OK, il a plus l'habitude des cas chirurgicaux, donc moins des ARDS provoqués par la COVID-19 et travaille moins avec les respirateurs et les patients intubés, mais quand même... Il n'y a pas moyen de discuter. C'est un docteur... c'est le papa... on doit obéir... – Mais c'est normal, on n'extube pas un patient inconscient. On n'extube pas un patient inconscient. On n'extube pas un patient inconscient, comment le dire autrement ? – Trois médecins dans ma chambre, ils te donnent des ordres, mais ils ne font rien... – Oui, bon, lui il aide quand même, il fait tout. – Oui, mais l'assistant n'était pas bien, il était dans le coin et ne disait plus rien... – mais tu vois, les docs, ils devraient plus nous écouter, c'est tous les jours des autres* –. Une infirmière du 607c : – *Moi, je bosse plus ici au 509, je veux retourner au 607c. – La chambre était dans un bordel ! C'était difficile de travailler, on ne trouvait rien, l'infirmière avant je ne sais pas ce qu'elle a fait... – J'aurais dû être plus ferme,* dit l'infirmière opératrice en parlant de la situation, *mais c'est difficile, car tu sais, on n'est pas habituées au matériel, à la chambre, à l'optiflow, je ne connais pas. Puis les docs, on n'a pas l'habitude... d'habitude je m'affirme plus, c'est ma faute, j'aurais dû lui dire..., – puis moi, je veux oublier, je veux oublier ce qui se passe ici et retourner comme avant.* – Une discussion en amenant une autre, d'autres infirmières opératrices et aidantes se joignent à nous et on en arrive à parler du décès d'hier, chambre 5, et de la situation de la chambre 12.

Chambre 5, décédé hier soir. – *Deux infirmières expriment leur incompréhension d'être allées au scanner à quinze heures avec le patient décédé hier soir, alors qu'on le réclamait depuis deux heures du matin. Pourquoi les médecins n'ont pas réagi tout de suite, pourquoi n'ont-ils pas écouté la collègue qui a spécifié le problème, pourquoi avoir attendu ? C'était trop tard à quinze heures (probablement aussi à deux heures, mais on ne le saura jamais) et pourquoi d'un coup à quinze heure...* – De toute façon, cela ne change plus rien, il est décédé maintenant. – *Et chambre 12, Bill, 69 ans, pneumopathie COVID-19 et pneumo médiastin, on en est où ?* – Chambre 12, Bill, 69 ans, pneumopathie COVID-19 et pneumomédiastin, on l'a mis en ventral.[74] – *On l'a torturé, c'était horrible. On l'a déjà opéré quatre fois, contre avis infirmière. Le chef de clinique dit qu'après quatre mois de chirurgie, on a plus de douleur, donc pas d'antidouleur. On n'est pas d'accord, mais on ne fait rien. Personne ne dit rien devant les chefs et derrière, c'est la critique acerbe. Certaines dénoncent ce silence, mais ont peur de dire, on est soumises* –. Une autre : – *Ce monsieur, lui, il peut avoir de la visite alors que les visites sont toujours interdites pour les autres familles, car c'est de la famille d'un médecin, alors que les autres... Regarde notre collègue dont*

74 https://youtu.be/l_tNqTyVLWw. Tutoriel décubitus ventral – COVID-19 - CHU Dijon

la maman est décédée, ils lui ont refusé les soins intensifs et lui… Les infirmières demandent ironiquement, à l'assistant qui passe, si elles aussi pourront faire venir de la famille pour leurs parents ? – Une autre surenchérit : – *Le pire, c'est que ce monsieur, il ne voulait rien de tout cela, et là, il s'est déjà fait opérer quatre fois. Il est dans un état pas possible. Son espérance de vie à plus de deux ans est équivalente à zéro, et pour quelle qualité de vie ? Je n'aimerais pas être père de médecin. – Alors que l'autre dame, là, personne ne veut la voir, elle voulait tous les soins et probablement qu'elle va mourir, c'est injuste… – On voit qu'il (chambre 12) en a marre, c'est de l'acharnement thérapeutique, c'est de la maltraitance, pauvre homme, c'est dur pour nous de faire ses soins, mais on n'a pas le choix…* – L'une d'elles conclut la discussion – *C'est amusant. Celui qui ne voulait pas être aux soins intensifs ni intubé y est, est intubé plusieurs fois, et il va s'en sortir. Alors que l'autre patient, il va mourir et lui il voulait tout, le tube, les soins…* –

Jeans-Louis Lamboray
Senior Public Health – co-fondateur ONUSIDA
Qu'est-ce qui nous rend humain? *(2013)*
Chapitre IV - Adieu nos certitudes!
« Renoncer au pouvoir de l'argent et quitter les habits de l'expert; cela ne nous paraît pas trop difficile pour la majorité d'entre nous. Après tout, qui se considère suffisamment riche pour en tirer quelque pouvoir? » (p. 51)

– Nous, on aimerait bien retrouver notre équipe. C'était chouette, mais maintenant, on veut retourner dans nos repères, nos lieux, avec nos équipes qu'on connaît. – Il y en a qui aiment bien la technique dans notre unité 607c, avec deux respis elles sont comblées, mais beaucoup d'autres n'aiment pas et sont comblées par les autres prises en charge sans respi. Notre équipe est chouette donc ça nous fait bizarre d'être splittées. – Ça te déstabilise tout à fait. Avant je venais toujours avec plaisir travailler, mais maintenant, j'ai plus envie,

j'ai une boule au ventre quand je viens. Bon le point négatif de retourner, c'est notre médecin… C'est vrai qu'ici, avec ce médecin-chef, on n'a pas à se plaindre. Tous les jours, il demande comment on va. Mon médecin-chef, en huit ans, il ne m'a jamais demandé… – *Le fait de se connaître est important pour travailler ensemble.* – Elles concluent la discussion ainsi : *Moi, je veux mon docteur… le local, le lieu, je m'en fous, mais les gens, mes collègues, mon docteur…* –. Quelques minutes plus tard, j'entends le chef de clinique, dans le couloir, dire à quel point – *c'est difficile* – à de jeunes internes.

Directeur général CHU – 05/07/2020 –
Chers collègues,

Nous observons une diminution progressive des cas COVID-19 au CHU Saint-Pierre. Cependant la charge de travail reste importante puisque nous avons ce matin 60 patients COVID-19 dans nos unités non intensives et une quinzaine de patients dans nos USI COVID-19.

Nous sommes en train d'organiser la transition vers une reprise de nos activités habituelles. Il y a évidemment un grand enjeu de santé publique afin d'assurer les consultations et les interventions chirurgicales pour nos patients. Cependant, nous devons travailler en intégrant de nouvelles contraintes (hygiène, distanciation dans les salles d'attente, disponibilité des lits USI). Nous espérons que l'effet de ces contraintes va diminuer au cours des prochaines semaines.

Les consultations ont repris depuis ce mercredi 6 mai. Le nombre de patients accueillis dans les consultations va progressivement augmenter semaine après semaine. Nous espérons retrouver notre rythme de croisière au mois de septembre. Les patients sont contactés par ordre de priorité, service par service, et nos « lignes vertes » pour les appels extérieurs sont renforcées. Nous poursuivons aussi les téléconsultations, une pratique qui s'est développée pendant la crise et qui va perdurer pour des indications bien choisies.

Le bloc opératoire continue de tourner avec 4 salles pour les interventions urgentes et essentielles, contre environ 12 à 14 salles en rythme de croisière. Nous préparons une reprise plus soutenue pour début juin, avec l'ouverture d'autres salles à mesure que nous allons récupérer des lits USI et du personnel pour le moment encore très mobilisé dans les soins COVID-19.

Nous nous sommes mobilisés de façon vraiment exceptionnelle pour affronter la crise COVID-19. Nous n'avons à aucun moment calculé, ni sur le plan humain ni sur le plan matériel ou financier. C'était le bon choix : un choix éthique et responsable, qui a servi l'intérêt général et permis de sauver de nombreux patients. Aujourd'hui, la conséquence d'une si forte mobilisation est qu'il nous faudra plus de temps que d'autres hôpitaux pour retrouver nos activités normales. Nous assumons pleinement ce choix.

Plusieurs d'entre vous m'ont interpellé au sujet d'un arrêté royal paru cette semaine. Cet arrêté permet la « réquisition » de personnel de santé ainsi que la possibilité pour du personnel « non infirmier » de prodiguer des soins infirmiers dans le cadre de la crise COVID-19. Je voudrais vous dire, au nom du comité de direction, que nous ne nous identifions pas du tout à ces propositions. En effet, si notre hôpital a été l'un des plus investis dans tout le pays pendant la crise, ce fût grâce à nos valeurs partagées, à notre conscience professionnelle et à notre éthique personnelle. Tant que ces valeurs, cette conscience et cette éthique nous animeront, notre force sera bien plus puissante que n'importe quel arrêté royal. La qualité est une de nos valeurs centrales. Il ne sera donc pas question de la compromettre dans les soins infirmiers. La solidarité est aussi une de nos valeurs centrales. Nous avons démontré que nous pouvions compter les uns sur les autres pour renforcer telle ou telle équipe, telle ou telle fonction. Nous n'avons pas eu besoin d'un arrêté royal pour être solidaires et présents pour nos patients et je ne vois donc pas de raison d'utiliser les dispositions de cet arrêté à l'avenir.
Je vous souhaite à tous bon courage pour la période de transition qui s'ouvre devant nous.

Vers 11 h 45, nous sommes plusieurs en salle de pause. Je (Philippe) me lance et demande :

– *Les habitudes vous aident-elles à affronter ce qui se passe ici ?*

– Aicha : *Oui. Ceci est vrai dans la vie de tous les jours, pour tous les humains. Pour moi ce n'est pas la crise qui démontre ceci. On le savait déjà avant. Par exemple, une infirmière intérimaire, si elle change toujours de lieu, elle aura beaucoup moins de ressources. Il y en a que cela ne va pas déranger. Je dis un intérim, mais c'est comme ça dans tous les milieux, dans tous les domaines. Le besoin de stabilité, ce n'est pas cette crise qui l'a mis en avant. C'était clair déjà avant. Regarde, toi, tu as fait de l'intérim, c'est donc pas dérangeant pour toi. Puis on sait que les plus jeunes ont moins besoin de cette stabilité et les moins jeunes en ont plus besoin.* –

– Rachida : *Les moins jeunes ont plus besoin de stabilité, car ils ont perdu « la foi » entre guillemets.* –

– Aicha : *C'est dans la psychologie humaine que tu abordes ces questions. Les jeunes sont toujours plus fonceurs que les plus anciens, les plus anciens sont plus en retrait, parce qu'on se dit « la jeunesse s'amuse ». Moi, je n'ai pas fini mon exemple de tout à l'heure. Imaginons qu'un de tes parents est hospitalisé, au fond du gouffre de sa maladie et que toutes les infirmières (combien de fois on ne le dis pas) disent : « On fait quoi là ? » Il n'y a plus de dignité. Il n'y a plus rien à faire. Et finalement, le patient sort des soins intensifs. Combien on aurait eu de morts si on écoutait les infirmières ? Et ce n'est pas valorisant ce que je dis, j'en suis tout à fait consciente, mais les infirmières, elles ont tendance à rapidement dire « Oui, mais c'est une plante. On arrête. » Parce qu'elles sont confrontées à la souffrance. Elles doivent s'en occuper dans le concret. Elles voient la souffrance, elles voient l'infirmité. Elles voient la souffrance. L'infirmière est beaucoup plus dans l'émotion, qui ne doit pas forcément rentrer en compte quand on est dans des moments aigus comme ça. Nous, infirmières, on est pas au courant si une zone du cerveau va se reperfuser… Et en fait, c'est normal, ça va passer, c'est un syndrome… Il y a de la science qui rentre là-dedans et il faut l'admettre, on a pas les connaissances, on peut s'intéresser à ça du mieux qu'on peut, mais on n'aura pas ces connaissances. On a pas fait treize ans d'études. On a nos connaissances, ils ont les leurs. Si tu dois mettre l'émotionnel dans certaines situations en premier lieu par rapport à la science, il y aurait beaucoup, beaucoup de gens qui seraient morts. Parce que l'émotionnel n'a rien à faire là-dedans.* –

– Philippe : *Tu crois que dans la science, il n'y a pas d'émotionnel ?* –

– Rachida : *Chaque humain a des sentiments.* –

– Aicha : *Non ! Mais bien sûr que non ! Je parle de la vraie science : d'une CRP, d'une radio de thorax, d'un syndrome, de ce qui réagit après 15 jours de cortisone, pourquoi tu réagis comme ça, selon 90 % des cas d'une étude. C'est de ça que je te parle. Nous, on a pas ces connaissances-là, on a pas toutes les informations des dernières études. C'est tolérable d'utiliser l'émotion en gériatrie, aux soins palliatifs ou en psychiatrie, mais en tout cas, dans les situations aiguës, les urgences et soins intensifs, il faut absolument utiliser la science et aller au bout des choses. À partir du moment où la science aura prouvé qu'on aura été au bout des choses, ok on peut laisser la vie partir.* –

– Rachida : *Oui, sinon tu ne viens pas aux soins intensifs.* –

– Yasmine : *Parfois ils ressortent avec une qualité de vie médiocre et le patient, maintenant, c'est une plante. Oui, génial… ! Il faut aussi parfois doser, je crois que l'émotionnel a un rôle.* –

– Philippe : *Mais pourquoi l'avis du médecin est plus important que le tien ? C'est ceci que j'essaye de comprendre.* –

– Aicha : *Mais c'est simple ; parce qu'il a la science ! Pourquoi déciderais-je, puisque j'ai l'impression que l'émotionnel ne doit pas intervenir aux urgences et soins intensifs ? Parfois on fait un massage cardiaque pendant quarante minutes et on se dit « Mais qu'est-ce qu'on fait ici… ». Il se retrouve aux soins intensifs et, trois semaines après, il se retrouve sur ses deux pieds.* –

– Rachida : *C'est pas souvent.* –

– Aicha : *Oui, mais ça arrive et même si c'est une fois sur un million, si ça t'arrive une fois sur toute ta carrière, tu as fait tout ça pour lui. Et moi, cela me suffit et l'émotionnel n'a pas à intervenir là-dedans.* –

– Yasmine : *Je ne suis pas trop d'accord avec toi, Aicha. Déjà, cela dépend de ton expérience du terrain. Je pense qu'elle joue beaucoup dans tes prises de décision. Bon accessoirement, oui, c'est le médecin qui a beaucoup de responsabilité donc au final, c'est lui qui décide.* –

– Rachida : *C'est la loi qui dit ça.* –

– Aicha : *Oui, je ne dis pas le contraire.* –

– Yasmine : *C'est la loi qui le met dans une position, encore une fois, de supériorité, de pouvoir. Mais dire que l'infirmière ne le sait pas (ou ne le peut pas), je ne suis pas d'accord. Car, comme n'importe qui, quand tu sors de l'école d'infirmière ou de médecine, il y a beaucoup de choses que tu ne sais pas, mais le médecin a cette supériorité, peu importe l'expérience ou l'inexpérience. L'infirmière expérimentée – à partir du moment où elle a une conscience professionnelle, qu'elle réfléchit à ce qui est le mieux pour le patient, discute avec les médecins, la famille, le patient – a tout à fait les connaissances pour décider.* –

– Aicha : *Moi, je suis désolée, c'est mon avis. Moi, j'aimerais bien voir votre réaction lorsque vous allez chercher votre mère et qu'on vous dit que c'est l'infirmière qui a estimé qu'on pouvait l'extuber avec ses connaissances et qu'on n'a pas su la réintuber.* –

– Yasmine : *Tu es trop réductrice.* –

– Rachida : *Et quand c'est le médecin qui a merdé ?* –

– Aicha : *Eh bien c'est horrible. Mais pour toi cela ne changera rien que ce soit l'infirmière ?* –

– Rachida : *Pour moi, pas de problème, car j'estime qu'il y a des infirmières qui ont autant de compétences, connaissances, si pas plus que certains médecins.* –

– Aicha : *Oui d'accord, mais c'est dans la tête des gens.* –

– Yasmine : *C'est l'image de notre métier. S'il est mieux valorisé, il est plus attractif. S'il est mieux représenté en montrant que l'infirmière n'a pas à être en dessous du médecin. À ce moment-là, ton avis peut être pris en compte. La seule référence est biomédicale, mais il y a aussi le savoir infirmier. Le biomédical est une dimension, mais il y a aussi la nôtre...* –

– Rachida : *Le problème, c'est que les connaissances qui sont valorisées sont celles du médecin. Et pourquoi pas celles de l'infirmière ? Même dans ce qui n'est pas de l'ordre de la science pure, dans les décisions autres que le traitement, l'acte technique...* –

L'assistant de garde USI de ce jour est l'assistant senior des urgences. Il se joint à la discussion et nous explique :

– L'assistant : *Quand je travaillais à l'hôpital militaire et que je n'avais pas de garde (donc j'avais le salaire de base), je devais manger des pâtes et des pâtes pour m'en sortir. J'avais du mal pour mes fins de mois dans mon appartement. Moi, je suis tout à fait d'accord avec vos revendications, ce n'est pas à moi qu'il faut le dire. Après, ici, avec le confinement c'est mieux, car on ne dépense plus rien. C'est fou, car je n'ai pas vraiment l'impression de dépenser beaucoup en temps normal. Un verre, un petit resto, ça va très vite.* –

– Aicha : *Tu sais combien ils m'ont facturé ton petit frottis ? 92 euros !* –

– L'assistant : *Putain, je n'ai rien touché de ça ! J'ai dû gagner un euro de l'heure là-dessus ! Hier, j'étais de garde aux urgences et tu as la ligne COVID-19 où tout le monde t'appelle. Il y a une personne qui m'appelle et elle me parle de son taux IGG. Elle me dit : « Vu que mon mari a un taux IGG plus élevé que moi, ça veut dire qu'il est mieux immunisé que moi ou qu'il l'a fait plus fort ? » Mais putain, ta gueule maintenant, on s'en fout ! Tu l'as fait, c'est bon quoi... C'est ça tout le problème de cette crise, elle nous remet en question. Autant l'infirmière que le médecin ; sur le fait qu'on ne sait rien de cette maladie, sur le fait qu'on ne sait pas la soigner, qu'on est impuissants face à ce truc. Mais oui, ça peut tout donner. En fait, c'est ça qui est dingue, au début on était juste partis sur un truc respi, mais en fait tu te dis on peut tout avoir, vraiment tout.* –

– Aicha : *Oui, moi j'ai cru qu'on mourait d'une bactérie multi-résistante. Quand tu vois comment les bactéries deviennent de plus en plus résistantes aux antibiotiques, là aussi on va se retrouver impuissants.* –

– L'assistant : *Ils testent des trucs contre ça à l'hôpital militaire : ils prélèvent les selles d'un patient et les greffent chez un autre. On a dû commander ça pour un patient multi-résistant, ça s'appelle des phages. C'est hyper cher, mais c'est naturel.* –

Le temps de la pause est fini, chacun reprend ses activités.

Annemarie Mol[75]
Professeur d'anthropologie à l'Université d'Amsterdam
« La science ne devrait plus être vue comme quelque chose représentant le monde, mais en tant que partie du monde et en tant que conglomérat de mots, de choses, d'outils et d'activités. » (2021)

75 https://youtu.be/xauGfgiAzlo

Marc Noppen[76]

CEO UZ Brussel, 16/12/21

« Les médecins belges gagnent-ils trop d'argent ? Donnons à tous les médecins un salaire fixe. Les spécialistes aussi. »

Les revenus des médecins et spécialistes belges sont un secret bien gardé. Knack a examiné les chiffres disponibles et a remarqué d'énormes différences entre les spécialités. Selon le professeur Marc Noppen, directeur de l'UZ Brussel, un salaire fixe ne dépassant pas celui du Premier ministre De Croo serait tout à fait défendable.

Patrick Dupriez

Personnalité politique belge - 2021

Accepter et apprendre collectivement l'incertitude, une occasion manquée de cette pandémie.

La science fonctionne sur un temps relativement long. La connaissance et ses vérités temporaires (jusqu'à preuve du contraire) se construisent, à tout le moins, via la pluridisciplinarité, la diversité des méthodes d'enquête et des points de vues, la contradiction et répétabilité des résultats et des interprétations, et last but not least, *la confrontation des interprétations des résultats aux observations du réel. La crise du COVID-19 est l'occasion d'apprendre que « la connaissance est une navigation dans un océan d'incertitudes à travers des archipels de certitudes » (Edgar Morin,* Les Sept savoirs nécessaires*).*

Accepter l'état d'incertitude est peut-être l'un des éléments qui fait le plus défaut à notre culture occidentale. Pourtant, accepter de vivre avec l'incertitude nous permet de déployer des approches scientifiques et politiques holistiques (systémiques) à même de saisir la complexité, une pédagogie plus fine des difficultés vécues ainsi que de réduire notre propension occidentale à divers mécanismes d'évitement de l'incertitude tels que les biais de confirmation, le piège abscons, le déni, les affirmations péremptoires... le déploiement de procédures, de règles et de politiques sur fond d'arrangements avec la vérité

76 https://www.levif.be/actualite/belgique/les-medecins-belges-gagnent-ils-trop-d-argent-donnons-a-tous-les-medecins-un-salaire-fixe-les-specialistes-aussi/article-normal-1504203.html?

(car l'incertitude est réelle), de mensonges par omission voire parfois même de mensonges avérés, etc. Si ces mécanismes certifiants nous donnent l'impression momentanée de réduire l'incertitude, la complexité et les peurs qui leur sont liées, ils nous plongent dans un jeu de dupes qui tronquent les processus de compréhension du réel et de construction des connaissances sur celui-ci. Ils creusent finalement davantage notre état de confusion et d'incertitude. Il s'agit en quelque sorte d'un cercle vicieux de l'inconfort psychique lié à notre degré d'acceptation de l'incertitude lorsque chaque effort déployé pour l'éviter ne fait que la renforcer et accroître notre inconfort psychique.

Ainsi, il aurait été souhaitable que les médias et les politiques fournissent les efforts nécessaires (formation aux sciences et leur vulgarisation) pour former (au moins informer) la population aux postulats de l'incertitude, soit aux fondements épistémologiques des sciences et de la connaissance, plutôt que de réclamer à cor et à cri que les scientifiques siégeant au Comité scientifique de suivi de l'épidémie (le GEMS), voire que la communauté scientifique dans son ensemble, parlent d'une seule voix. De même que les experts siégeant au GEMS n'auraient pas dû succomber aux sirènes des polémiques médiatiques et politiques que suscitaient les discours publics contradictoires de leurs confrères qui siégeaient dans les précédents comités scientifiques de suivi de l'épidémie (CELEVAL, GEES). Ou encore de leurs collègues qui tentaient (et tentent toujours), depuis l'extérieur de ces comités, de faire entendre des points de vue différents. En même temps qu'il cherche et recommande, le scientifique se doit aussi d'être le garant du fonctionnement des « sciences ». Trop souvent, ceux siégeant actuellement au GEMS ont semblé, soit l'oublier, soit contraints de ne pas trop en parler.

Un tel refus général d'éducation à l'incertitude, que l'on peut davantage reprocher aux politiques et aux médias qu'aux scientifiques qui se mobilisent sur cette pandémie, a engendré la construction et l'imposition d'un contrat de confiance intenable entre la population, les scientifiques et les politiques puisque bâti sur une forme de mensonge : celui de scientifiques et de politiques sachant (la Vérité) et détenant l'autorité qui lui est liée face à une population ignorante, non formée (donc sans autorité) et dans l'attente des « révélations » et décisions de ces derniers. Sauf qu'à mesure que la science et la connaissance font leur œuvre, la réalité de l'incertitude révèle à une population non formée à celle-ci que les détenteurs du savoir ne détiennent pas autant le savoir (et l'autorité qui peut en découler) qu'ils prétendaient détenir. Ainsi se mine toujours davantage la confiance que pouvait avoir la population envers les médias, les politiques, et désormais, les scientifiques membres du GEMS – et bien sûr, de facto, envers leurs diverses recommandations.

Éduquer à la réalité de l'incertitude aurait non seulement permis de construire les bases nécessaires d'une relation de confiance, mais aussi d'autonomiser progressivement une plus grande partie de la population face au COVID-19, en lui permettant d'adapter spontanément ses comportements en fonction des données épidémiologiques plutôt que d'attendre systématiquement les consignes des « sachants ». Il aurait pu aussi résulter de cette plus large acceptation et compréhension populaire de l'incertitude l'apprentissage d'une forme d'humilité et du raisonnement inclusif de la complexité capable de rendre la population moins réceptive aux manichéismes absolus (c'est vrai ou faux, c'est bien ou mal), aux hiérarchisations et évaluations morales arbitraires, aux discours et pratiques qui la divisent et la polarisent.

Au fond, l'apparent refus collectif de l'incertitude, ses conséquences sur la compréhension et la résolution des problèmes, puise peut-être aussi ses racines dans l'héritage des Lumières, qui confère une supériorité et de l'autorité sur autrui à celles et ceux qui détiennent le savoir (ou se disent le détenir), maîtrisent la raison, la science et la connaissance telle que notre culture occidentale se les représente. Voilà peut-être une nouvelle fois que la connaissance est sa propre ennemie dès lors qu'elle érige sa détention au-dessus des masses tout en s'enfermant dans son propre univers de savoir plutôt que de conserver l'humilité de dire qu'elle ne détient qu'un savoir en construction et non le savoir.

12 h à 14 h – Charge émotionnelle et relation de soins

Dans le couloir, on peut assister à un rappel à l'ordre de l'infirmière Stéphanie envers l'un des assistants : – *Voilà, il est midi et je suis toujours en attente des ordres médicaux. Je ne les ai donc pas écrits sur la feuille de suivi. C'est comme ça qu'on fait normalement dans notre service et tant pis si je me fais engueuler par le doc chef.* – Le médecin-assistant : – *Oui, je n'ai pas encore fait les ordres, mais je suis débordé, désolé. Je t'apporte les ordres avant midi, promis* –. – *À 14 heures, j'attends encore...* – Cela peut paraitre anodin, – *ne pas avoir écrit sur la feuille de suivi* – , mais le travail de chacun étant relié, le moindre écart de l'un rejaillit sur l'ensemble. Par exemple, si un kiné passe et que rien n'est écrit sur la feuille de suivi, il ne peut pas savoir s'il y a des attentions particulières à apporter. Ou encore, si l'infirmière en charge est dans une autre chambre quand le patient sonne, comment une collègue pourrait répondre à la demande sans avoir cette feuille de suivi ? Mais comprenons bien que, si le patient de la chambre 4 demande une attention particulière du médecin, celui-ci ne peut avancer sur le dossier des autres chambres à sa charge. Alors que les opératrices en chambre, elles, doivent pouvoir mettre en place les thérapeutiques nécessaires. Si l'opératrice ne peut mettre en place les nouvelles thérapeutiques durant son shift, cela donnera du travail supplémentaire au collègue suivant. De plus, le traitement nécessaire au patient est retardé. – *L'opératrice peut alors avoir le sentiment de ne pas bien faire son travail ou, du moins, de ne pas bien soigner le patient et dès lors, elle rappelle à l'ordre le médecin. L'infirmière justifie aussi son travail* – face à une normalité et à une hiérarchie.

***Catherine Joie*[77]**
27/03/2021
*De quoi souffre-t-on lorsqu'on travaille à l'hôpital ?
Après six mois d'enquête Santé, voici* L'hôpital qui chavire, *un documentaire sonore (34 min) sur les causes profondes de la souffrance à l'hôpital. La perte de sens est telle, chez les soignant·e·s, que certain·e·s quittent le navire. La survie du système hospitalier est en jeu.
Le « burn-out » du personnel soignant n'est plus un secret. Le mal-être fait désormais partie du quotidien quand on travaille à l'hôpital. En décembre 2020, 56 % du personnel soignant (hôpitaux et maisons de repos) se disait fatigué et 51 % mis sous pression, contre 38 % et 34 % avant la crise sanitaire.*

***Le Figaro*[78]**
12/08/2021
« J'avais le corps explosé et le mental en miettes » : le témoignage glaçant d'un survivant du COVID-19 sorti de réanimation.

Charge émotionnelle et relation de soins

La relation soignant-soigné est différente de d'habitude dans ce service. Il faut dire que les patients ne sont pas là des suites de longues maladies ou d'un accident impromptu ou même en lien avec un patrimoine génétique défaillant. Ils sont tous là à cause de la COVID-19. Cela provoque un sentiment d'injustice qui nous donne envie de nous battre et de donner le meilleur de nous-mêmes. Mais quand une mauvaise nouvelle tombe, c'est moins audible. Cependant, on s'accroche aux bonnes nouvelles et on continue pour ceux qui restent.

Chambre 10, Geoffrey, 59 ans, décédé cette nuit. Il faut faire sa toilette mortuaire. Deux collègues se sont portées volontaires ce matin au rapport. L'heure est venue d'y aller. Madeline, aidante, est kiné en médecine sportive de formation. Son père est médecin urgentiste, sa mère, médecin trai-

77 https://www.dropbox.com/s/lzzgdny4uwklqww/.mp3?dl=0
78 https://www.lefigaro.fr/sciences/j-avais-le-corps-explose-et-le-mental-en-miettes-le-temoignage-d-un-survivant-sorti-de-reanimation-20210812?

tant et ses deux frères, médecins. Et Jessica, infirmière qui ne travaille plus dans les soins depuis plusieurs années, venue prêter main forte durant la première vague. Avant d'entrer en chambre, une collègue, Noémie, leur rappelle la procédure : – *Enlever tous les cathéters, tubes et autres moyens thérapeutiques mis en place. Faire un inventaire des éventuels bijoux et les sceller dans un sac identifié avec l'étiquette du patient. Rafraîchir, mettre une protection et un collier de maintien de la tête. Ensuite, emballer le patient dans deux sacs étanches.* –

La coordinatrice donne le feu vert. La coccinelle (nom donné à la machine faisant la nocolyse) a terminé. – *Vous pouvez y aller, et prenez des esculapes pour enlever le plâtre. Ça ira ?* –, – *Madeline : Il faut bien le faire, on est tous débordés. On n'a pas le choix…* – Elles s'équipent, prennent le matériel et entrent en chambre. Il est 12 h 20, elles sortent de la chambre à 13 h 30. La toilette a duré plus longtemps que d'habitude. Jessica : – *Notre inexpérience de cette procédure et l'obésité – rendant les mobilisations difficiles – ne nous ont pas aidées, c'est sûr ! Puis tu as vu notre gabarit ? 60 kg toutes mouillées contre 180 kg inerte. Mais ce qui nous a surtout retardées, c'est le plâtre à la jambe droite.* –

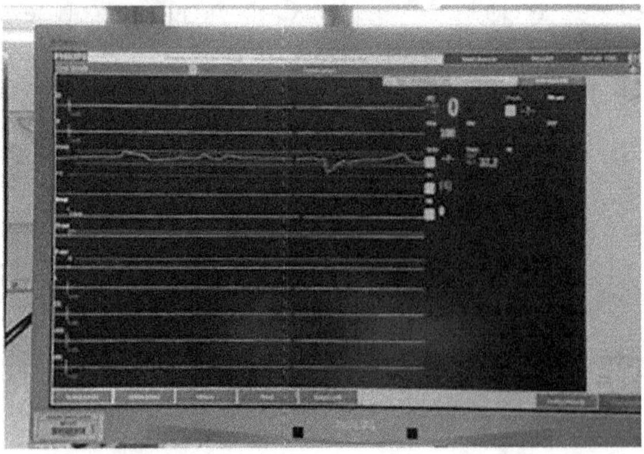

Figure 55. Monitoring – asystolie – décès

Revenons un instant en arrière. Elles entrent en chambre équipées de leurs armures PAPR, des housses mortuaires, du serre-tête et de quoi faire les soins d'hygiène et, n'oublions pas, des esculapes. Elles enlèvent les différents cathéters, le tube endotrachéal et rafraîchissent le patient de haut en bas, puis retournent le patient, rafraîchissent, tant qu'elles peuvent, le dos et le siège. Le patient manque de tomber dans le vide, mais heureusement la barrière le retient. Elles profitent qu'il soit sur le côté pour faire passer la protection, afin que les souillures soient centralisées. Elles en profitent aussi pour faire passer les deux housses sous le patient. Jusque-là tout va bien. Cela prend bien 40 minutes, il est 13 h.

Elles avaient déjà commencé à découper le plâtre, mais n'y arrivant pas, elles appellent l'extérieur pour avoir de meilleurs ciseaux ou une scie : – *Il y a un plâtre qui doit être enlevé et on n'y arrive pas...* – C'est moi, Philippe, qui répond : – *Je vais aller voir aux urgences, voir s'ils n'ont pas du matériel spécifique dans la salle des plâtres.* – Cela me prendra bien un

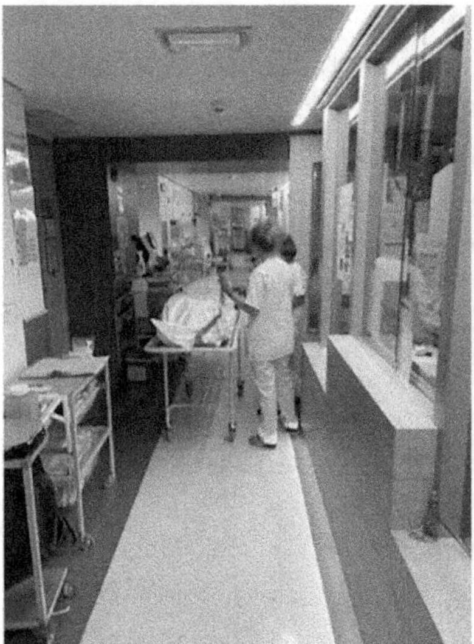

Figure 56. Procédure 1

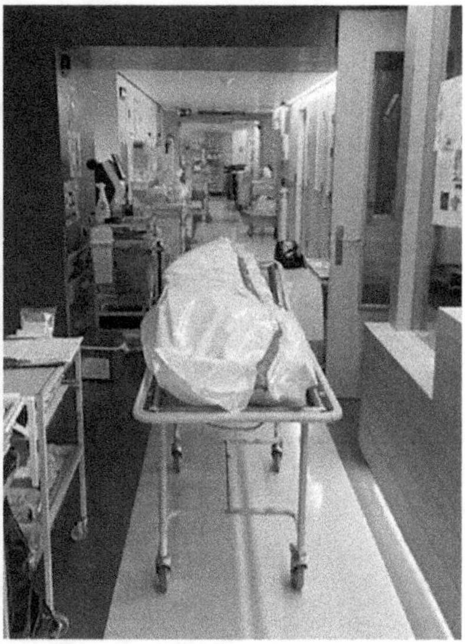

Figure 57. Procédure 2

quart d'heure. Pendant ce temps, elles continuent et finissent les autres soins. Je finis par remonter avec une scie électrique spécifique pour les plâtres et propose mon aide pour son utilisation. J'entre en chambre et découpe le plâtre, non sans mal. Faut dire que c'est du plâtre synthétique et pas le simple plâtre de paris qu'on met aux urgences. Après de multiples péripéties, une heure en tous cas, à l'aide de matériel spécifique, on est arrivés à bout de ce fameux plâtre. – *La situation est en même temps morbide et, oserais-je dire, burlesque. Tourner ce corps sans vie de 180 kg dans tous les sens pour découper un simple plâtre… –.*

Jessica et Madeline reprennent ensuite le travail. Madeline se plaint de douleurs au bas ventre. Dans un premier temps, j'incrimine de probables menstrues. Voyant que ça ne passe pas, je lui propose – *d'aller se poser. – Elle me dit oui, mais on n'a pas le temps. – Je lui propose donc de m'accompagner pour faire le nettoyage/la désinfection du matériel dans le local dédié à cette tâche. –.*

Faut dire que cette tâche est répétitive, longue, peu gratifiante, mais un peu moins éreintante. On reste assis et on frotte : masques, lunettes, appareils PAPR et casques entrés en chambre. Elle accepte et nous mettons au travail. – *Je l'encourage, la croyant fatiguée. Nous discutons et faisons connaissance. Nous nous trouvons des points communs, et pas des moindres ! Elle a vécu en Nouvelle-Calédonie et est baptisée de l'ULB, comme moi. Bref, on discute de tout cela. Au fur et à mesure de la discussion, je me rends compte que les douleurs sont somatiques ou, en tout cas, d'une tout autre nature que ce que je m'imaginais (menstrues et fatigue). – – Madeline : Je suis vraiment à bout, épuisée, je n'arrive plus à me concentrer, je ne sais pas ce qui m'arrive. –, – Je la rassure tant que je peux.* – Un sentiment me vient durant la discussion : je sens que Madeline est en « mode du survivant » et est très affectée par ce qu'elle vient de faire, la toilette mortuaire. J'ai le sentiment qu'en même temps, elle essaye de tenir tête face à toute cette charge émotionnelle, mais qu'elle n'est pas préparée à ceci. Certes, son papa est urgentiste. Elle a dû entendre pas mal de choses. Mais finalement, elle est kiné et n'a jamais réellement affronté ce genre de situation, d'un corps sans vie qu'il faut manipuler et enfermer à jamais dans deux sacs étanches. – *Elle n'est pas formée à ce contact au mort, comme beaucoup. Ils sont pris dans cette guerre*[79]*, sans préparation. Comment vont-ils en sortir ? Avec quelles séquelles ?* –

Le personnel arrive de partout pour renforcer comme aidant ou même parfois en chambre, mais n'est pas formé à la spécificité de ce service. Ils n'ont pas les couches de protections psychiques que nous avons construites durant notre formation et expérience professionnelle. Ce que nous affrontons ici est particulièrement difficile à voir, amplifié par un contexte très anxiogène.

La vision biologique de l'infirmier spécialisé en soins intensifs lui permet de se distancier de cette douleur, cette souffrance que Madeline ressent actuellement. Cette distance, que certains appellent « déshumanisation », nous est nécessaire pour affronter ces événements si violents. Et je parle d'expérience, cet abysse d'émotions ressort régulièrement et, ce, quelle que soit la profondeur où on l'a enterré. Cet abysse d'émotions, c'est cela que je vois quand je regarde mes collègues, et c'est pour cela que j'ai tant à cœur de rendre compte de ce qui se passe ici. C'est pour cela que je m'implique dans le prendre soin de ce monde invisible. Le sentiment d'accomplissement, de sacrifice, font partie de cet abysse. Les plus aguerris s'en sont souvent déjà distanciés, tandis que les plus jeunes sautent à pieds joints dedans.

79 https://basta.media/pandemie-covid19-coronavirus-Macron-guerre-virus-confinement

Témoignage d'une infirmière
Sur les réseaux sociaux.
La dame de la chambre 176 est décédée cette nuit.
Son corps est toujours là, les papiers n'ont pas encore été faits.

« Parfois on sous-estime la violence de nos mots en tant que soignants. Je travaille dans plusieurs services différents et il m'arrive quelquefois d'apprendre la mort d'un patient que j'ai soigné, de la manière la plus brutale.

Cela me choque d'apprendre son décès, j'aimerais comprendre ce qui lui est arrivé pour que son état se détériore aussi vite ? Mais aussi, est-ce qu'elle a souffert pendant cette fin de vie, est-ce qu'elle a pu voir ses proches avant de mourir ?
D'ailleurs, est-ce que sa famille a été informée de sa disparition ?

Réduire Mme G. à un numéro de chambre, ce n'est pas la respecter.
Mme G. ne peut se définir à un corps qui occupe une chambre d'hôpital et dont nous attendons le certificat de décès signé par un médecin pour envoyer son corps à la morgue.
Mais Mme G. est morte et pour l'hôpital, cela veut dire qu'une place s'est libérée pour prendre un nouveau patient dans notre service. La chambre doit être vite débarrassée des affaires de Mme G. et nettoyée pour que dans l'après-midi puisse se faire l'accueil d'une nouvelle personne.

Nous ne pouvons pas faire le deuil aussi rapidement d'une personne que nous avons soignée. Mais je suis rassurée, il serait alarmant que je n'aie rien ressenti à l'annonce du décès. D'ailleurs, je ne suis pas la seule à être impactée par la mort de Mme G., toute l'équipe ayant soigné Mme G. est en deuil, cependant chaque personne réagit de manière différente face à la mort.

Côtoyer la mort et des personnes en fin de vie peut être difficile pour les soignants. Mais ne jamais oublier de respecter les personnes que l'on soigne et que l'on a soignées. »

Au même moment, de l'autre côté du service, une autre histoire s'écrit. Chambre 4, Michèle, 75 ans, COVID-19, suspicion EP, DDimers, Ct négatif, HBPM thérapeutique, ESV, HTA, OF100 % 50L, CPAP +8.

Kelly, une infirmière opératrice qui travaille depuis 27 ans dans le service de soins intensifs, vient me chercher en me demandant de l'aider. On se dirige vers sa chambre et je constate qu'il y a deux infirmières opératrices présentes. Je me dirige vers les collègues pour voir ce qu'il en est. Elles sont occupées dans la chambre juste à côté avec un patient instable. Kelly insiste et m'exhorte à me mettre à sa disposition. – *J'ai bien entendu ta demande d'aide, mais je n'ai pas compris exactement ce que tu attends de moi, peux-tu m'expliquer ? Je t'aiderai volontiers si je peux.* – Cela semble apaiser les tensions. Elle reformule sa demande. Je comprends qu'elle a besoin d'aide dans la chambre et je réponds positivement à sa demande. Je m'habille en code rose et entre avec elle, et là, je comprends son agressivité, son agacement, sa nervosité, son inquiétude, son stress. Je la comprends : elle est perdue. Kelly : – *Je travaille depuis 27 ans dans le même service. Je connais par cœur mon travail. Là, ce n'est*

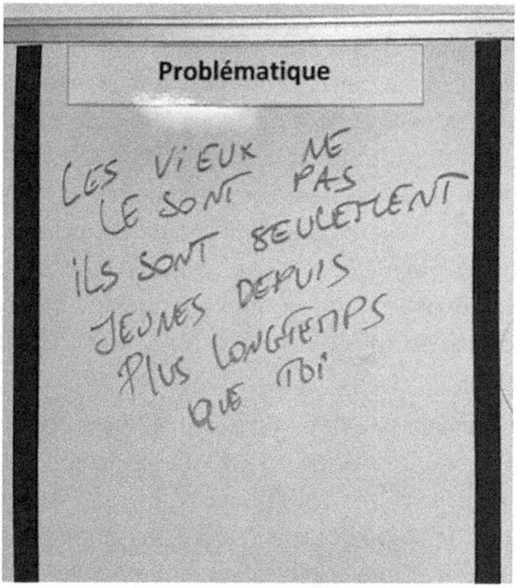

Figure 58. Sur le tableau. Jeunes et vieux. Différence de générations ?

plus le même matériel, pas les mêmes emplacements. Je ne pense pas y arriver, je suis dépassée. Vous, les intérimaires, vous avez l'habitude. – Je ne souligne pas le fait que je ne suis pas intérimaire, mais la rassure en lui disant que je suis urgentiste et que j'ai probablement plus l'habitude de travailler dans des contextes différents, que je suis une personne qui s'adapte vite, relève enfin que j'ai aussi une certaine expérience en soins intensifs. Je rajoute que, si je peux l'aider, c'est avec plaisir. – *Je l'aide sur plusieurs manœuvres avec des pousse-seringues. Les tensions s'apaisent et se transforment en collaboration et en soutien mutuel.* – En sortant de la chambre, je me dis :

Cette infirmière qui, sans conteste, détient une grande expérience (27 ans de service), est probablement bien plus compétente que moi sur plein d'aspects des soins intensifs, mais elle me demande mon aide ? Alors pourquoi sur un ton si agressif ?

L'aide qu'elle me demande n'est, en réalité, pas matérielle. Elle me demande d'être rassurée, elle demande un soutien émotionnel, car ses habitudes sont perturbées. Comment demander ceci sans avoir la crainte d'être jugé par les autres dans un service qui valorise les certitudes, la haute technicité ? Dans un service qui se dit à la pointe des connaissances scientifiques ? Comment demander l'aide d'un plus jeune que soi, par-dessus le marché, tout en gardant la face ? N'est-ce pas ceci qui explique mon incompréhension de sa demande ? Et moi qui lui ai fait répéter sa demande, devant tous les collègues...

Aux soins intensifs – et particulièrement dans ce contexte –, il est bien connu que les émotions visibles ne sont pas valorisées, voire même plutôt mal vues. Chacun avec sa subjectivité, sa singularité, fait face comme il peut à ses émotions enfouies. Kelly utilise une forme d'injonction très affirmative, ressentie comme agressive par moi. Mais à y regarder de plus près, l'émotion qu'elle exprime, c'est de la peur ; la peur de mal soigner le patient. Peur qui engendre du stress, de la panique à l'idée de faire une erreur vitale avec une des machines qu'elle ne connaît pas. Son agressivité, que j'ai pu observer à plusieurs reprises et qui fait régulièrement des étincelles auprès d'autres collègues, n'est rien d'autre que l'expression d'une peur bien légitime à mes yeux. Avec ce nouvel éclairage, les tensions que j'ai constatées régulièrement dans l'hôpital, dans cette USI, me paraissent bien différentes.

Témoignage d'une infirmière

Sur les réseaux sociaux.

Quand le patient soigne le soignant…!

Je suis hospitalisée pour un petit temps dans un service de médecine de 30 lits fin de cette année 2021.

Me voilà, malgré moi, au cœur du monde infirmier qui fait beaucoup parler de lui pour le moment.

Je suis assez autonome, mais j'ai besoin de la part du personnel infirmier d'une étroite surveillance, de traitements médicamenteux pour mon physique et un peu de sympathie pour mon moral.

Vite, je me rends compte que je croise peu d'infirmières et infirmiers qualifiés, leur présence est irrégulière. Je réalise pourtant que les responsabilités autour du soin infirmier sont essentielles.

Pendant mon hospitalisation, il est devenu courant qu'une seule personne diplômée soit la seule « gardienne » du service le weekend ou l'après-midi. La nuit, elle a toujours été seule. Si ce « pilier » s'absente, c'est celui ou celle d'un autre service qui vient « renforcer » ou plutôt, « garantir » les soins.

Alors, je rencontre qui?

Des personnes à qui je dois dire si j'ai mal, si je suis allée aux toilettes avant qu'elles me posent la question. Leurs gestes sont rapides et automatiques. Il est impossible humainement de ne pas se tromper ou d'oublier dans de telles conditions. Une faille peut tourner à la catastrophe et elles le savent en permanence, elles vérifient constamment leurs gestes préprogrammés. Ça doit être fatiguant, usant. Du coup, ma confiance diminue, je me sens plus vulnérable, dois-je contrôler les actes de leurs soins pour me rassurer? Du coup, je leur demande : « Ça va? » Et j'entends : « Ça ne va pas »; « Je suis agressée par les patients »; « Je viens travailler, il fait noir, j'ai fini, il fait noir »; « Je suis fatiguée »; « Je n'en peux plus. »

Une infirmière que je remercie pour sa sensibilité me caresse le bras et me dit : « Vous ne vous rendez pas compte comme cela me fait du bien d'entendre un merci ! » Certains sont encore motivés. L'une a passé son examen d'équivalence de compétences pour exercer dans notre pays, l'autre garde une petite flamme dans les yeux, les stagiaires ont envie d'apprendre… Mais sans investissement du secteur de la santé, qui soignera ? Mais quelle sera la santé du personnel infirmier ?
Cela nous concerne tous.

Le temps a filé, nous étions en chambre, au scanner, courrions dans tous les sens et voilà, il est déjà 13 h 45. Nous nous réunissons pour le rapport de quatorze heures. Les uns et les autres discutent en attendant le début du rapport. *Carole raconte discrètement à Emma : – Le patient BK est toujours là. Les médecins hygiénistes ne veulent pas prendre la responsabilité de le faire aller en unité d'hospitalisation non intensive. Je suis (l'infirmière) désabusée, il n'y a rien à faire chez lui. Il est là pour quoi ? Pour les financements ? Un lit de soins intensifs facturé ? Parce que le médecin-chef ne veut pas fermer l'unité et fait de la rébellion en gardant un patient sous le prétexte qu'il va peut-être se dégrader plus tard ? {S'il y a} une vraie raison médicale, les assistants nous le disent, non ? Derrière ce patient se cache tout un jeu de pouvoir entre les médecins, l'institution, les politiques. Nous sommes, infirmières et patients, les otages de ce rapport de pouvoir et nous n'avons pas voix au chapitre… –*

Il y a beaucoup de monde pour ce rapport, ICUS, ICS, l'équipe de psychologues… L'un d'eux prend la parole : *– Nous avons, cette nuit, hospitalisé une jeune dame qui vient d'accoucher. Jour deux, elle est dans un état critique, maman de 7 enfants, intubée, ventilée, sous CEC. Le papa lui aussi est contaminé et le nouveau-né aussi. Les plus grands enfants sont avertis, mais pas le petit, car il ne serait pas consolable et le papa ne peut pas les prendre dans ses bras. –*

C'est difficilement audible ce que j'entends là, il y a mieux comme entrée en service.

Une vague d'émotion me submerge, mais je reste impassible.

En passant dans le couloir, on peut voir une photo accolée à côté du chariot de la chambre 17, Souad, 40 ans, ARDS COVID-19 sévère. Une photo du dernier né. Une motivation supplémentaire avant de rentrer dans la chambre, mais aussi une charge émotionnelle additionnelle... Les psychologues dressent le bilan de la situation et nous font part de leur disponibilité, à tous, au besoin. Cela fait écho à une vidéo de soutien qu'ils ont déposée sur le groupe WhatsApp de l'unité il y a quelques jours. Peu de questions, beaucoup de regards. Les quelques questions posées sont d'ordre organisationnel ; précisions concernant les procédures à suivre, qui est responsable, qui fait le suivi psychologique et social. Ensuite, on passe à autre chose. Le rapport reprend son fil habituel. Chambre 1, Louis, 63 ans, ARDS COVID-19, optiflow (O.F.) diminué durant la matinée à 80 % 35L, Stable. Chambre 2...

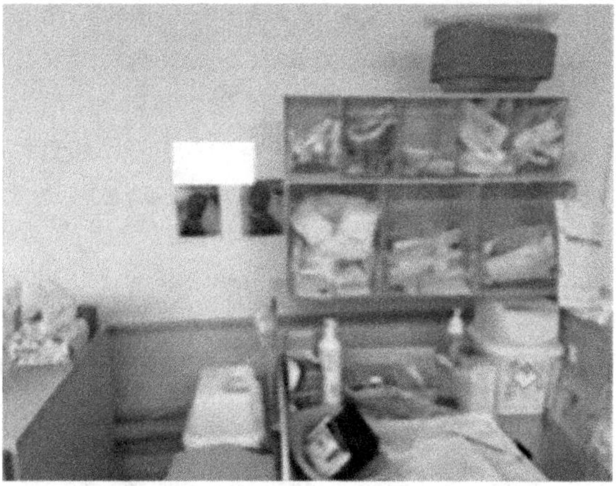

Figure 59. Chariot de soins de la chambre 17

À la fin du rapport, une aidante – formée en sophrologie et conscience totale, qui travaille régulièrement en collaboration avec les équipes de psychologue de l'hôpital – propose son aide aux soignants qui le désirent pendant les moments de pause, de calme. Elle me dira à quel point la situation est difficile, car – *on est focalisé sur le futur qui est incertain. Il faut donc se focaliser sur le présent, afin de mieux accepter les choses. C'est à ceci que je peux aider.* –

Évolution temporelle concernant la prise en charge de la chambre 17 : Souad, 40 ans, ARDS, maman de 7 enfants, intubée, ventilée, sous CEC, COVID-19 sévère.

– Sixième jour : – *Le moral général est affecté par cette situation.* –

– Dixième jour, une aide-soignante : – *Elle me brise le cœur, c'est vraiment triste. J'ai deux enfants et je m'imagine à leur place. C'est horrible, elle ne va vraiment pas bien, ça va si vite.* –

– Quinzième jour, des opératrices en charge : – *Malgré qu'il y ait eu un rebond positif, avec possibilité de communication, maintenant l'inéluctable semble proche... tout le monde est vraiment peiné par cette situation.* –

– Vingt-deuxième jour, le médecin-chef me dit : – *Je ne comprends pas, elle était bien il y a peu. Ça va si vite, on avait de l'espoir il y a trois jours et là, tout repart dans l'autre sens... on est aux limites de mes connaissances.* – Je (Philippe) lui demande s'il y a des différences liées aux profils hormonaux spécifiques des femmes venant d'accoucher. Il me répond : – *En tout cas, moi, je ne sais pas...* – Une forme de déception se lit dans ses yeux, une forme de renoncement aussi, il est aux limites de ce que lui peut faire pour elle, même s'il aimerait faire plus... – *Il nous faut attendre, c'est lourd pour le service, finir sur cette note est moralement difficile. Espérons que cela se finissent positivement...* –

– Vingt-troisième jour, je (Philippe) discute avec la psychologue du service : – *Il faut probablement nous préparer à son décès…* La psychologue : *Oui et ça ne va pas être facile.* – – *Cette discussion a eu lieu dans l'ascenseur en moins d'une minute. Elle peut sembler anodine, mais en y regardant de plus près, elle nous en dit long sur la manière qu'ont les infirmières, moi compris, de parler de nos émotions, de cette souffrance. Entre deux portes, vite fait, on s'échange une information si forte, sous une forme si anodine. Le discours parle de l'autre, mais dans le fond, on parle de nous. L'émotion est transmise sous forme d'information brève, mais ne nous y trompons pas ; cette information est chargée d'un ressenti énorme. Le non-initié peut percevoir ceci comme un détachement des émotions, comme une déshumanisation de l'émotion, mais l'œil initié, lui, percevra l'abysse émotionnel qui vient d'être partagé.* –

– Trente-sixième jour d'hospitalisation aux soins intensifs, dont 25 sous CEC : – *Elle est vivante ! Elle sort aujourd'hui des soins intensifs.* – L'information fait le tour des services, voire de l'hôpital entier. Un bol d'oxygène qui est cependant terni par sa qualité de vie future. Une opératrice dit : – *Oui, elle sort, mais avec quelle capacité pulmonaire ? À la moindre pneumonie, elle y passera.* – Une vérité qui permet aussi d'atténuer l'ascenseur émotionnel que nous vivons depuis plusieurs semaines, mois, années…

Cette situation aura, durant tout le temps d'hospitalisation dans le service, été une charge émotionnelle intense pour chacun. – *Chaque jour est fait de cet ascenseur émotionnel dont l'expérience nous apprend à nous distancier, mais qui nous revient tout de même toujours, lors d'un moment de fragilité, en pleine gueule.* – Les uns jouent la carte de l'humour, les autres de la distanciation, les troisièmes cherchent un coupable ou encore trouvent l'attitude des proches inadaptée : – *Son mari est venu hier, il a demandé si elle pourrait encore avoir des enfants.* – Mais tous, sans exception, nous étions en alerte du moindre changement donnant de l'espoir.

Je me dis « Mais comment réagirais-je si c'était mon épouse, la mère de mes 7 enfants ? Quelle serait l'attitude adaptée ? Comment pourrais-je être adapté ? Comment pourrais-je arriver à prendre du recul ? Comment être dans la norme rationnelle et émotionnelle du lieu ? ». Pour ma part, je ne pense pas que je me comporterais de manière adaptée si je vivais cette situation. Je ne pense d'ailleurs pas qu'il y ait une bonne manière de vivre, exprimer, réagir à ceci. Chacun répond à sa manière pour affronter la souffrance, autant le soignant que le soigné et sa famille. Je me dois donc, en tant que professionnel, d'être celui qui a conscience de ces mécanismes singuliers et ne juge pas l'autre pour toute pseudo-inadaptation à la norme.

Heesakkers, H. *et al.*[80]

Résultats cliniques parmi les patients ayant survécu à un an, après un traitement en unité de soins intensifs pour le COVID-19 (2022)
Un an après le traitement en soins intensifs pour COVID-19, 182 des 245 patients ont signalé des symptômes physiques (74,3 % [IC 95 %, 68,3 % à 79,6 %]), 64 des 244 patients ont signalé des symptômes mentaux (26,2 % [IC 9 %, 20,8 % à 32,2 %]) et 39 des 241 patients ont signalé des symptômes cognitifs (16,2 % [IC 95 %, 11,8 % à 21,5 %]). Les nouveaux problèmes physiques les plus fréquemment signalés étaient l'affaiblissement de la condition physique (95/244 patients [38,9 %]), la raideur articulaire (64/243 patients [26,3 %]), les douleurs articulaires (62/243 patients [25,5 %]), la faiblesse musculaire (60/242 patients [24,8 %]) et la myalgie (52/244 patients [21,3 %]).

80 https://jamanetwork.com/journals/jama/article-abstract/2788504

RTBF[81]

La rédaction.

Coronavirus de longue durée : pratiquement un Belge sur deux a toujours des symptômes 3 mois après l'infection, selon une étude de Sciensano

RTBF[82]

Sophie Mergen. 16/12/21

« On a l'impression de gérer des places et plus des patients » : immersion dans le quotidien d'une infirmière aux soins intensifs

Etienne Wéry[83]

26/11/2021

Administrateur délégué du réseau hospitalier Iris

Les hôpitaux bruxellois souffrent d'absentéisme. « Ce matin, nous avons eu 29 patients COVID-19 dans l'unité de soins intensifs, ce qui représente normalement 35 % du nombre total de lits en soins intensifs. En réalité, le nombre de lits a été réduit en raison d'un manque de personnel. Notre taux d'occupation réel en réanimation, dans nos trois hôpitaux, le CHU Saint-Pierre, le CHU Brugmann et les Hôpitaux Iris Sud, c'est plutôt 50 %. (...)
En plus des 29 patients en soins intensifs, il y a encore 165 cas de COVID-19 dans le réseau Iris, un nombre plus élevé qu'au printemps précédent. En raison du vaccin, un tableau clinique différent est perceptible. La durée de la maladie est plus courte. Il y a un débit plus important. Les patients entrent, mais ils partent aussi plus vite. (...) »

Léonie, entrée en chambre vers 9 heures pour son baptême du feu CEC, ressort enfin. Il est 13 h 55, juste à temps pour assister à la fin du rapport. – *J'avais un patient stable et maintenant, il est complètement instable.* – Le perfusionniste

81 https://www.rtbf.be/info/societe/detail_coronavirus-de-longue-duree-pratiquement-un-belge-sur-deux-a-toujours-des-symptomes-3-mois-apres-l-infection-selon-une-etude-de-sciensano

82 https://www.rtbf.be/info/regions/detail_on-a-l-impression-de-gerer-des-places-et-plus-des-patients-immersion-dans-le-quotidien-d-une-infirmiere-aux-soins-intensifs

83 https://www.lespecialiste.be/fr/actualites/les-hopitaux-bruxellois-souffrent-d-absenteisme.html

répond : – *Oui, c'est ça le problème de ces patients COVID-19. Tu as bien géré, t'inquiète, pas facile, c'était long... Allez, va manger.* –

Le temps de midi s'organise idéalement comme suit : – *Ceux qui font 12 h mangent entre 13 h 30 et 14 h 30. Ceux qui font le matin mangent entre 13 h 30 et 14 h. Les gens de l'après-midi n'ont pas de pause repas prévue. La nuit non plus, pas de pause.* –

14 h à 16 h – Reprendre le tour : limite thérapeutique et fatigue accumulée

L'infirmière Stéphanie fait sa transmission : – *Voilà, il est 14 heures et j'attends encore ces foutus ordres. La commande de médicament n'est pas faite et la mise en place non plus. C'est le collègue de l'après-midi qui devra le faire du coup…* –

14 h 05. Fin du rapport, fin de la pause midi, début du tour. Ceux qui n'ont pas encore mangé s'organisent. Certains partent plus tôt et sautent la pause repas, d'autres prennent le temps de table réglementaire à ce moment-là ou encore mangent en cinq minutes avant de retourner en chambre.

Durant les quinze minutes de pause que je m'accorde pour manger mon sandwich, je discute avec une aidante, kiné de formation : – *J'en ai marre, je suis la plus motivée du monde, mais là, je suis à mon max, il ne faut pas abuser non plus. Je suis censée finir à 13 h, tout ce qui dépasse, c'est du bénévolat, j'ai encore 4 patients à voir et là, il m'appelle pour un cinquième ! Je suis indépendante moi. J'ai déjà beaucoup donné, maintenant, il faut encore et encore. Et pas de reconnaissance salariale. On te donne plus de patients que d'heures de travail, tu dois tout faire et si tu dépasses ton temps de travail et bien, tu bosses gratuit. Ce ne sont pas les gens, c'est le système qui profite de nous dans cet hôpital.* –
– *Rendez-vous à 15 h 30, on va faire changer tout ça !* –, dit un collègue.

J'avais (Philippe) promis d'aider ma collègue, chambre 15, Nmusu, 53 ans, sepsis sur COVID-19. J'avale mon sandwich et la rejoins.

14h20. Nous y voilà. Je rentre en chambre. Le patient est à la limite thérapeutique actuelle. C'est impressionnant. Avec ma collègue, que nous appellerons Emma pour l'occasion, nous entamons la discussion. Il s'avère que nous avons déjà travaillé ensemble. Nous essayons de nous remémorer ces moments tout en prenant en charge le patient. Emma me confie : – *Je suis épuisée, j'ai besoin de congés. Maintenant et pas après. Je m'énerve pour un rien!* dit-elle en s'énervant et criant sur l'épuration extrarénale[84] *(CVVH).* – Il faut tout réinstaller, le circuit est caillouté[85]. Nous avons mis une heure à réinstaller l'épuration extrarénale et à faire tous les soins. Emma ne connait pas bien cette CVVH. Elle l'a découverte hier pour la première fois : – *C'est pas évident de travailler dans ces conditions, ces circonstances, heureusement que j'ai de l'expérience! Du personnel mal ou pas formé, des collègues qui ne connaissaient pas les soins intensifs, du matériel différent dans chaque chambre...* – Le temps avance dans la chambre, nous faisons les soins, discutons à deux. Le patient étant inconscient, on s'occupe de son corps.

> “Si nous n'avons pas de débat sur la définition de ce qu'est un corps, le risque est de laisser le corps aux mains des biologistes. (Mol, 2022)”

84 Hémofiltration veino-veineuse continue – CVVH.
85 Amas de sang coagulé dans le circuit.

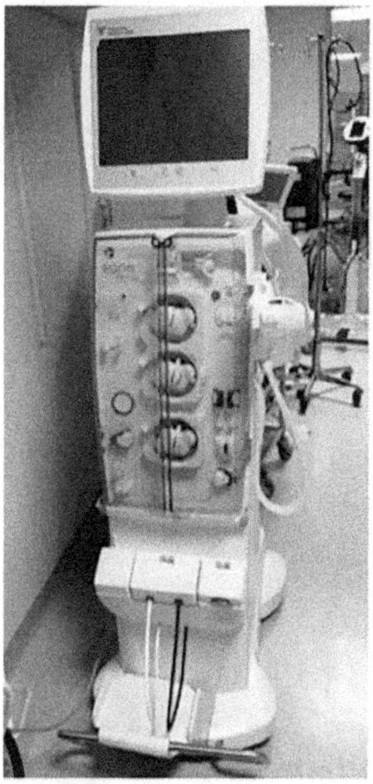
Figure 60. Épuration extrarénale 1

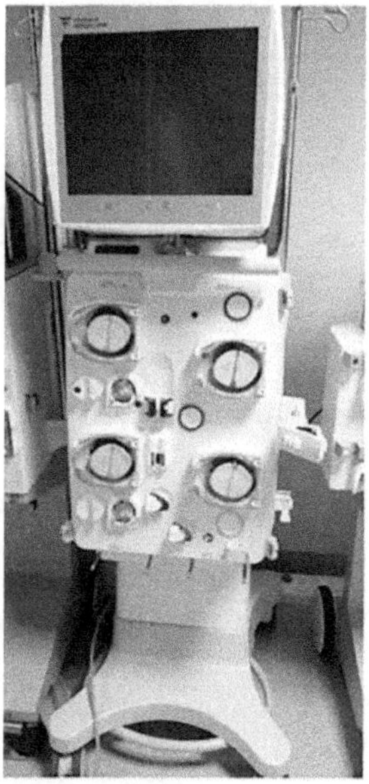
Figure 61. Épuration extrarénale 2

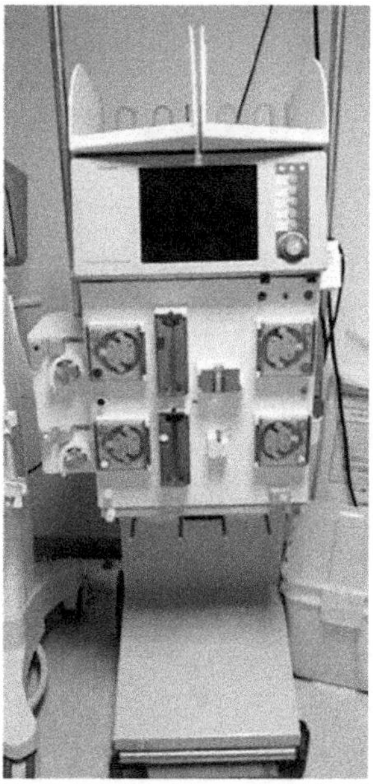
Figure 62. Épuration extrarénale 3

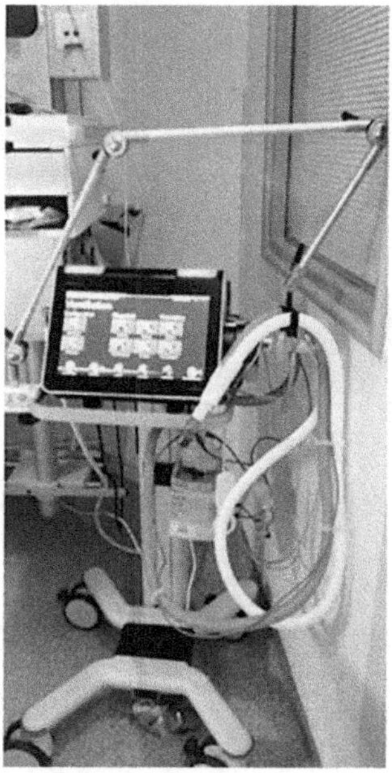
Figure 63. Nouveau respirateur arrivé durant la deuxième vague

D'une unité de soins intensifs à la santé publique

L'INSTITUTION, MOUVEMENT SOCIAL

15 h 30, une action est organisée pour accueillir la ministre ! Les services s'organisent, certains doivent rester au chevet des patients. – *On s'est tous donné rendez-vous en bas, entre les deux bâtiments, on a gardé cela secret, car on a peur que la direction l'interdise.* –

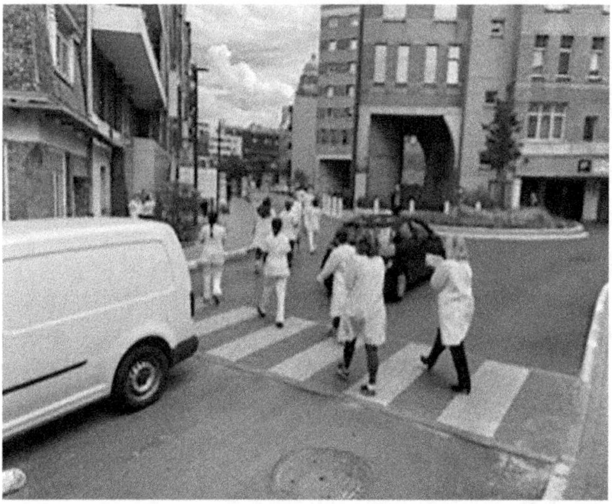

Figure 64. On se rassemble

Milgram, S. *(2017)*
Expérience de Milgram sur l'obéissance et la désobéissance à l'autorité. À l'hôpital, on est soumis à 95 % et en moyenne en dehors à 65 %.

Tout le monde se rassemble, les discussions vont bon train, en voici un échantillon :

– *On veut une revalorisation, pas de la reconnaissance bienveillante, mais de la reconnaissance professionnelle. Le médecin-chef, lui, veut faire bouger les choses ; la direction médicale, elle, est un peu fataliste. 15 % des patient sont insolvables, on ne sait donc rien faire…*

– *Moi je n'ai rien dit, car je ne savais pas ce qu'on attendait de moi. Ils voulaient des chiffres, mais moi ce n'est pas de ça dont je veux parler. Je suis infirmière, pas comptable ou manager financier. Moi, je parle de ressenti, d'émotion, quand je vais à la direction. Eux, ils parlent des chiffres. On ne parle pas la même langue avec la direction, les médecins, les politiques…*

– *C'est la direction infirmière qui nous met dans cette m…, il faut dire des noms maintenant, il faut faire sauter des personnes. La cible de la ministre n'est pas la bonne, c'est en interne qu'il y a eu des problèmes.*

– *Oui, puis, nous, on paie le parking. Tu trouves ça normal de devoir payer pour venir travailler ?*

– *La crise a permis à certains médecins et politiques de comprendre l'importance du travail d'infirmière et des spécialisations. C'est fou qu'on soit capable de faire un PIT, de partir seule comme infirmière en ambulance paramédicale sur des situations vitales et de ne pas avoir d'actes intellectuels*[86]

– *Regarde notre cheffe, ils l'ont déplacée comme ça, du jour au lendemain, sans lui demander son avis. Ce n'est pas chouette pour elle. Il n'y avait pas vraiment de chef dans l'unité. C'est l'ICS qui a pris la main, mais on s'est aperçus de ce qu'elle voulait : c'était prendre la place encore plus haut dans la direction. Mais notre cheffe, comme elle ne s'entend pas avec le doc chef et qu'elle le fait savoir, elle a été écar-*

86 Autrement dit, facturable.

tée, on ne lui a pas laissé le choix. Si tu revendiques, tu es réprimé. Tu es soit avec eux, soit contre eux.

– Il faudrait maintenant que l'on arrive à se faire comprendre. Ce n'est même plus se faire entendre, mais bien comprendre. Il faut que toutes, nous nous fédérions !

– Une infirmière pour deux patients COVID-19, une infirmière pour trois patients non-COVID-19, voilà notre quotidien. Alors que les études disent « une infirmière par patient », comment veux-tu qu'on se sente bien ? Puis, un patient COVID-19 n'est pas l'autre…

– Nous, on n'accepte pas que nous soyons assises, l'infirmière elle doit toujours être occupée. Elle doit toujours servir à quelque chose, tu ne peux pas juste être derrière un ordinateur comme les médecins, tu dois faire quelque chose. Regarde les étudiants, ils en viennent à se cacher dans les chambres quand il n'y a rien à faire pour faire semblant de travailler.

– La presse dit des conneries. « Diminution des cas *», ici, c'est full !!*

– Le groupe La santé en lutte[87] *a été créé par des infirmières de la garde, mais il a été repris par des syndicalistes. Ils sont toujours administrateurs et ils n'ont plus rien à dire. Le groupe Take care of care*[88]*, c'est un groupe de médecins, ils ne vont pas l'oublier t'inquiète ! Par contre, nous, ils vont nous oublier certainement…*

– Dès que je peux partir, je pars à la retraite. Cette fois c'est trop, cette crise c'est le trop. Ils ne traitent pas tout le monde de la même manière, c'est injuste !

– Tu as vu ce nouvel arrêté royal ? Alors qu'on n'a pas accordé aux aides-soignantes de faire de l'insuline, on va

87 https://lasanteenlutte.org/blog/

88 https://www.rtc.be/take_care_of_care_le_personnel_soignant_en_colere_-1505287-999-325.html

mettre n'importe qui dans des chambres avec des intubés ??!! Il y a des infirmières qui n'osent pas y aller. Tu vas me dire « Ils vont mettre des ambulanciers ». Le pire, c'est que les ambulanciers, ils oseraient [rire général].

– Combien de fois on nous a envoyé des infirmières de salle. Et on a refusé. Résultat, on nous a dit, vous n'êtes pas d'accord, alors vous n'avez qu'à vous débrouiller.

– Moi, c'est par amour du métier que je reste, il n'y a pas que le salaire.

– Faut faire et pas le dire, comme ça, tu as pas de problème, mais il y en a marre...

– Cet arrêté royal veut dire que tu n'as pas besoin de diplôme pour faire ce qu'on fait ?! Je trouve cela tout à fait normal qu'une aide-soignante fasse une toilette en soins à domicile, mais pas ici ! Ce n'est pas de la reconnaissance, c'est du salaire que je demande. J'appelle ça de la revalorisation salariale.

– Maintenant, on ne pourra plus jamais dire que c'est lourd et les directeurs vont profiter de ceci en disant « Oui, mais regardez, vous savez faire plus ».

– La reconnaissance et l'attractivité, les deux sont liés. Déjà, il faut uniformiser la formation. On est reconnus à l'étranger pour nos spécialisations et notre niveau, donc moi je crois qu'il faut vraiment garder nos spécialisations. Alors qu'eux, ce qu'ils veulent faire, c'est réduire à quatre axes de formation lors des quatre années pour juste avoir des infirmières qui sont modulables, qu'on peut envoyer dans les autres unités, sans dire « Écoute, je suis SIAMU, tu ne vas pas m'envoyer à la 410 gériatrie ». Alors qu'il faudrait valoriser les infirmières, surtout les spécialisées. Ça, c'est une possibilité pour le futur. Toutes les études le montrent : le taux de mortalité diminue quand les infirmières qualifiées sont en nombre. Je ne comprends pas ce qu'il leur faut de plus ?

– Donc toi, tu dis qu'il n'y a pas de problème entre le médecin et l'infirmière ?

– Moi je ne trouve pas, il écoute nos avis. Et parfois ça arrive qu'on se dise « Mais qu'est-ce qu'on fait, ça fait soixante jours qu'on s'acharne chez ce type, il ne ressemble plus à rien, il a des escarres partout, il est mort ». Et le médecin, il te dit : « Je veux bien, mais sa CRP réaugmente et quoi, on ne continue pas l'antibiotique ? ». Ben oui, si tu nous dis, on essaye une dernière fois et si tu nous dis « L'antibiotique fonctionne pas », OK.

– Certains médecins ont enfin compris ce que c'est d'être infirmière aux soins intensifs, j'espère qu'ils prendront la mesure pour la suite. Certains se la sont prise en pleine gueule, la COVID-19, ils se sont rendu compte du besoin d'infirmières…

– L'infirmière comble les manques institutionnels. Elle remplit les case vides et dépasse largement sa fiche profil. Tandis que les médecins, eux, ont compris. Ils restent dans ce qui leur est assigné. Le téléphone sonne, il ne répond pas. Nous, les infirmières, on est trop bêtes. Quand on n'a rien à faire, on va chercher du travail ; on va ranger les médicaments, faire des commandes, gérer les stupéfiants. Et puis, de toute façon, on doit tout faire ; demande de brancardier, appel des familles, appel des médecins extérieurs, secrétariat…

– Je pense que le problème principal de notre métier, c'est que les gens ne le connaissent pas. Avant d'avoir une reconnaissance, il faut déjà que les gens aient connaissance de notre métier et on a beau le répéter face camera, qu'on a beaucoup de travail, qu'on est dans le pipi, dans le caca, mais rien n'y fait. Les gens n'ont aucune connaissance, à part qu'on a un métier difficile. –

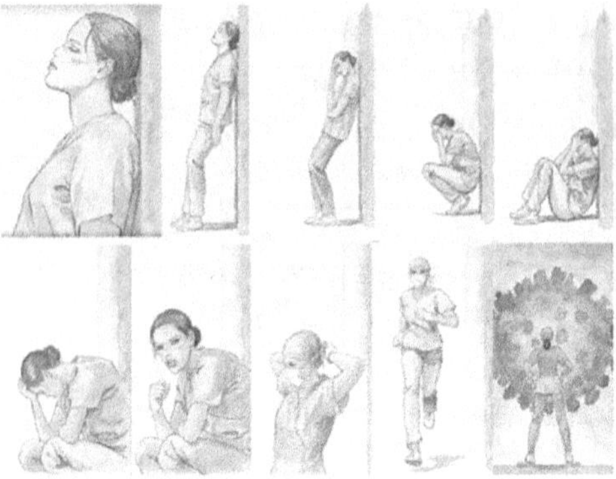

Figure 65. La souffrance des héros

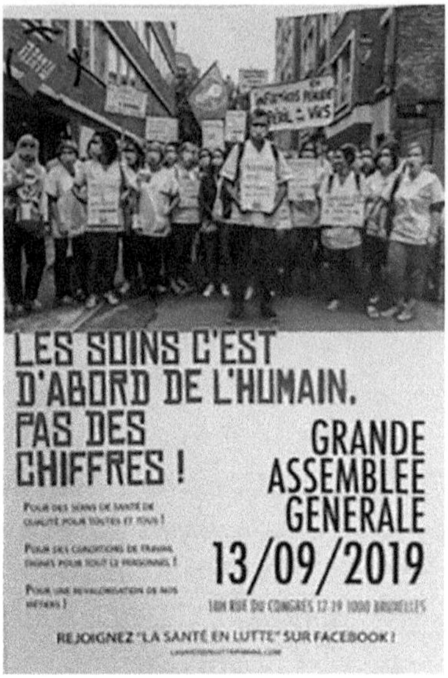

Figure 66. Communiqué valve syndical

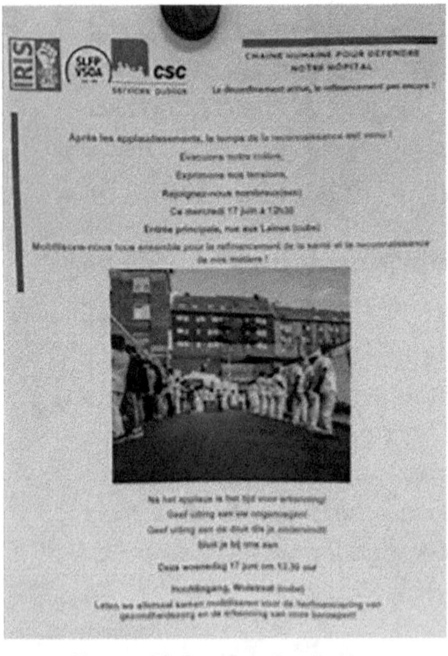

Figure 67. Communiqué dans les vestiaires

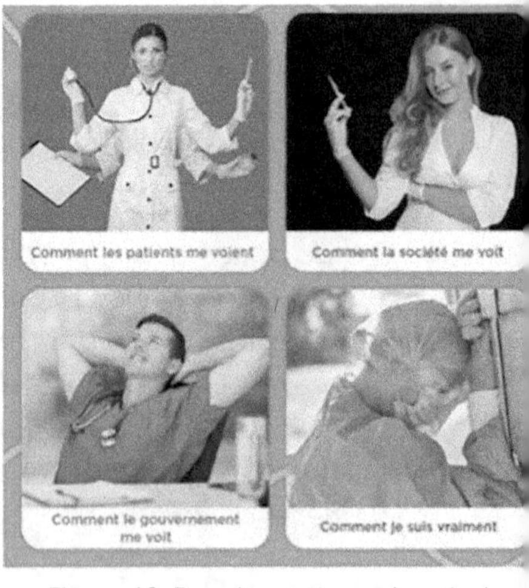

Figure 68. Représentation et imaginaire - syndicat infirmière

Salmond, S. W., & Macdonald, M.[89]
Investir dans les soins infirmiers : l'épine dorsale des systèmes de soins de santé (2021)
« Le bien-être des infirmières est intégralement lié aux systèmes de santé dans lesquels elles travaillent et à la force de la profession dans la défense des conditions qui favorisent la qualité des soins. »

Siz Nursing
Étude sur la prévalence du risque de burn-out chez les infirmiers d'USI.
68 % de risque de burn-out dans l'étude!!
C'est la dimension épuisement émotionnel la plus affectée.
Les principaux facteurs de risque de burn-out sont : la charge de travail, le ratio infirmier par patient, la présence de symptômes de COVID-19 et le manque d'équipement de protection.
Les jeunes semblent également être plus touchés par le risque de burn-out.

Dans l'actualité des derniers jours, on notera, le 17/05/2020, les infirmières qui ont tourné le dos à la Première ministre et un net recul des cas COVID-19 en Belgique.

28/05/2020
RTBF[90]
Du personnel non-infirmier dans les institutions de soin?
Personnel non-infirmier en renfort, possibilité de réquisitionner : « Maggie De Block en guerre contre le personnel soignant? »
La CNE du secteur non marchand a dénoncé mardi soir une « déclaration de guerre vis-à-vis du personnel de la santé » de la part de la ministre de la Santé publique, Maggie De Block, après une réunion entre les syndicats et le cabinet de la ministre. « La ministre De Block a-t-elle décidé de partir en guerre contre le personnel soignant », s'est demandé dans un

89 https://journals.lww.com/jbisrir/Fulltext/2021/04000/Invest_in_nursing__the_backbone_of_health_care.1.aspx

90 https://www.rtbf.be/article/personnel-non-infirmier-en-renfort-possibilite-de-requisitionner-maggie-de-block-en-guerre-contre-le-personnel-soignant-10491579

communiqué le secrétaire national de la CNE non marchand, Yves Hellendorff, dans un communiqué. Selon lui, l'intention de la ministre était de tenir une réunion d'information sur deux arrêtés royaux pris dans le cadre des pouvoirs spéciaux et sur un projet d'arrêté concernant le Fonds blouses blanches. Mais cette réunion de concertation « ressemblait étrangement à une déclaration de guerre vis-à-vis du personnel de la santé », a souligné M. Hellendorff.

17/05/2020

Les rédactions France 24[91]

En Belgique, des personnels soignants tournent le dos à leur Première ministre

La Première ministre belge, Sophie Wilmès, a reçu samedi un accueil à l'hôpital Saint-Pierre de Bruxelles. Comme en France, les personnels soignants demandent l'amélioration de leurs conditions de travail et de leur rémunération.

BFMTV[92]

À Bruxelles, des soignants tournent le dos à la Première ministre belge lors de son arrivée dans un hôpital

La Première ministre belge Sophie Wilmès a reçu un accueil glacial samedi à l'hôpital Saint-Pierre de Bruxelles.

France info[93]

Belgique : des soignants accueillent la Première ministre en lui tournant le dos

Le personnel soignant de l'hôpital Saint-Pierre de Bruxelles voulait protester contre le manque de moyens dans les hôpitaux pour faire face à l'épidémie de COVID-19.

91 https://www.france24.com/fr/20200517-en-belgique-des-personnels-soignants-tournent-le-dos-à-leur-première-ministre

92 https://www.dailymotion.com/video/x7tz4au

93 https://www.francetvinfo.fr/sante/maladie/coronavirus/en-belgique-des-soignants-accueillent-la-premiere-ministre-en-lui-tournant-le-dos_3968797.html

RTBF[94]

En colère, le personnel de l'hôpital Saint-Pierre accueille Sophie Wilmès le dos tourné

La Première ministre Sophie Wilmès a visité ce samedi plusieurs hôpitaux bruxellois. L'occasion de rencontrer tous ceux qui luttent depuis plus de deux mois maintenant contre la maladie et qui sont aujourd'hui à bout de souffle. À l'hôpital Saint-Pierre une partie du personnel soignant a clairement exprimé sa colère face à la Première ministre. Ils l'ont accueillie avec une « haie d'honneur », mais en restant le dos tourné. Selon la CGSP, une centaine d'infirmiers, médecins, aides logistiques, personnel de nettoyage, administratifs, pompiers... ont pris part à cette action symbolique. Le secteur a très mal accueilli les arrêtés royaux prévoyant une réquisition de personnel en cas de besoin. Les infirmiers estiment avoir fourni assez d'efforts et s'être montrés suffisamment disponibles tout au long de la crise sanitaire. Fortement sollicités ces dernières semaines, les infirmiers et infirmières attendent aussi de voir les effets du « Fonds blouses blanches ». Pour l'année 2020, il est prévu que ce Fonds reçoive 400 millions d'euros.

RTBF[95]

18/05/2020

France, Royaume-Uni, Argentine, Japon : l'action de protestation à Saint-Pierre contre la Première ministre Wilmès fait le tour du monde

94 https://www.rtbf.be/article/en-colere-le-personnel-de-l-hopital-saint-pierre-accueille-sophie-wilmes-le-dos-tourne-10503539

95 https://www.rtbf.be/article/france-royaume-uni-argentine-japon-l-action-de-protestation-a-saint-pierre-contre-la-premiere-ministre-wilmes-fait-le-tour-du-monde-10504114

MAIL DES INFIRMIÈRES RÉSIDENTES À LA DIRECTION – 19/05/2020, 14 H 26

Madame la directrice des soins infirmiers,

Notre collègue nous a bien transmis votre réponse. Après lecture de celle-ci, nous souhaitons à nouveau vous faire part de notre désaccord quant à la situation actuelle, en nous appuyant sur quelques points. Nous sommes fatigués par cette crise, fatigués de ne pas être écoutés. Ce quotidien est le nôtre et c'est à nous de décider comment nous voulons le vivre !

Nous avons plusieurs revendications, pour lesquelles je vous présenterai ensuite nos arguments :

1. *Revenir à des horaires normaux, c'est-à-dire 7-15 h 30, 13-21 h et une personne en 7-19 h par jour.*
2. *Recevoir nos horaires dans un délai légal de 4 semaines en PUH.*
3. *Gérer nos heures supplémentaires selon nos propres désirs et besoins.*

Sachez qu'avec les horaires actuels, nous perdons minimum 30 minutes par shift et 3 h 30 quand c'est un 7-19 qui se modifie en matin/soir. Cela peut vous paraître peu, mais après avoir fait le calcul, cela représente plus de 17 h par mois pour la plupart d'entre nous. En 2 mois, nous avons donc perdu au minimum 34 heures de travail, ce qui représente presque 1 semaine de boulot. Nous ne pouvons et ne voulons pas continuer sur cette lancée !

À cette problématique, s'ajoute la règle des « +10/-10 » pour les heures supplémentaires. Fin avril/mai nous étions largement en heures supplémentaires sur nos soldes. Mais avec les horaires réduits et l'encodage des horaires du mois de juin, beaucoup d'heures supplémentaires ont été éliminées et notre solde est donc à zéro (voire même en négatif pour certains). Vous comprendrez donc qu'il ne nous est pas possible de prendre des jours de récupération et qu'il est par ailleurs hors de question pour nous de venir travailler des jours supplémentaires à la garde, par exemple, pour réapprovisionner ce solde. Nous nous sommes tous assez impliqués au sein des unités COVID-19 ces derniers temps et nous espérons que vous en êtes consciente. La plupart d'entre nous sont venus plusieurs jours en renfort durant ces 2 derniers mois. Je suis personnellement venue renforcer les équipes pour 6 shifts alors que j'aurais dû être en congé et je ne compte pas le nombre de fois où je suis restée plus tard après un shift pour aider mes collègues lorsque la charge de travail était très lourde. Je ne me vois pas reprendre à nouveau des horaires pour combler la perte d'heures due à ces changements d'horaire, qui ne sont pas de mon ressort et pour lesquels je n'ai jamais donné mon accord.

Ensuite, pourquoi penser que la superposition d'horaire poserait problème ? Selon vous, ces horaires réduits sont principalement maintenus afin de respecter la distanciation sociale. Puis-je vous rappeler que nous avons été jusqu'à plus de 30 personnes dans les bureaux infirmiers ces 2 derniers mois et cela n'a posé de problème à personne à ce moment-là... De plus, depuis le début de la crise, nous portons tous un masque en permanence, nous désinfectons les surfaces (de travail) plusieurs fois par jour et nous nous répartissons au maximum dans les différents espaces/locaux. Vous pouvez d'ailleurs en faire vous-même l'observation lors de vos passages dans nos unités tous les matins.

De plus, le double-shift ne concernerait que les infirmiers (nous n'avons pas vraiment besoin de plus d'aide), ce qui représente maximum 5 personnes de plus qu'actuellement jusqu'à 15 h 30 et est tout à fait faisable dans les différents locaux. Tout en sachant que vu la charge de travail, nous ne serions que très peu de temps tous ensemble dans les bureaux. Cela permettrait, entre autres, de soulager les équipes du matin pour les transferts, remises en ordre des chambres, accueil des entrants, aide pour le début ou la fin de dialyses, situations auxquelles nous sommes à nouveau très fréquemment confrontés puisque nous accueillons de plus en plus de patients plus légers, mais considérés « suspects au COVID-19 » jusqu'à l'obtention des résultats de frottis et qui ne séjournent plus longtemps chez nous (ce qui augmente le turn-over et la charge de travail qui y est liée comme expliqué ci-dessus) !

Le nombre de patients COVID-19 a largement diminué, la charge de travail est différente. Alors pourquoi conserver ces horaires propres à la phase aiguë de l'épidémie ? Nous sommes les acteurs de terrain et nous sommes les mieux placés pour savoir quels sont nos besoins (autant personnels que professionnels).

Ensuite, vous vous appuyez sur le fait que seuls les infirmiers de la 607B se plaignent de cette situation. Vous savez qu'il n'en est rien. Beaucoup sont déjà venus se plaindre auprès de vous. Et nous avons le soutien des infirmiers des USI A et C dont voici les noms : (...)

Néanmoins, puis-je vous rappeler que notre équipe fut la première concernée par cette situation et que l'USI C puis seulement l'USI A ne sont venues en renfort que plus tard. Et comme vous nous l'avez vous-même rappelé à de nombreuses reprises, nous avons été les premiers concernés par cette situation et nous serons aussi les derniers, car le retour vers la normale se fera dans le sens inverse. Sachant cela, je ne pense pas qu'il soit nécessaire de vous expliquer les conséquences que cela aura encore pour nous, infirmiers de la 607B...

Chaque infirmier, chaque équipe a vécu cette situation extraordinaire d'une façon différente et a donc un ressenti différent. Mais nous avons tous vécu des difficultés, des moments très inconfortables et c'est donc unis, d'une seule et même voix, que nous vous adressons ces revendications.

Pour exemple, je vous rappelle que la 607B a été plongée et impliquée dans la crise COVID-19 dès les premières heures et a subi de nombreux changements très inconfortables et a dû s'adapter et se réorganiser pendant de nombreuses semaines. De son côté, la 607C a dû déménager dans le même temps vers la 607B pour finalement revenir en soutien dans les unités COVID-19 à peine quelques jours après. Et enfin, pendant ce temps, la 607A a joué le rôle d'USI mixte et a accueilli toutes sortes de patients avant de venir à son tour se joindre aux équipes USI COVID-19 avec des horaires blancs ou travailler dans l'USI propre en salle de réveil avec des conditions de travail très pauvres également.

Dans votre courrier, vous vous basez beaucoup sur des suppositions, ce que vous ne pouvez continuer à faire. Car, comme l'arrivée de la première vague, la deuxième vague peut se faire attendre, arriver plus tard que prévu, durer plus longtemps que prévu. Si une crise venait à nouveau à éclater, nous nous tiendrions prêts et nous adapterions, comme nous l'avons fait pour la première fois (et de nombreuses fois auparavant avec les Ebola, fièvres hémorragiques, etc.). Je ne pense pas que nous devons encore vous prouver par une quelconque manière que nous pouvons nous adapter et que nous nous adapterons. Aujourd'hui par contre, c'est à vous de vous adapter à la situation actuelle, à la loi, mais surtout à nos demandes, à nous, présents depuis le début ! Toute situation change, et il est bon de s'y adapter. Mais cela ne veut pas dire qu'un retour en arrière ne peut se faire, si nécessaire, en lieu et temps voulus.

Pour conclure, je voudrais encore vous dire que ce n'est pas de remerciements ou de conseils pour notre bien-être dont nous avons besoin, mais bien de reconnaissance, de respect, de confiance et, là encore, qui ne se traduisent pas seulement dans vos paroles, mais bien aussi et surtout dans vos actes. Si la majorité du personnel des unités COVID-19 intensives réclame ce retour à une situation « normale », pourquoi ne pas y répondre positivement ? Vous obtiendrez plus facilement notre soutien pour la suite des événements, ce qui n'est pas le cas pour l'instant puisque vous vous opposez à la plupart de nos revendications.

Je vous remercie pour l'attention que vous porterez à notre demande et espère, cette fois, une réponse positive de votre part.

Bien à vous,

Les infirmiers et infirmières des unités de soins intensifs COVID-19 (607 A, B et C) –

La haie de déshonneur

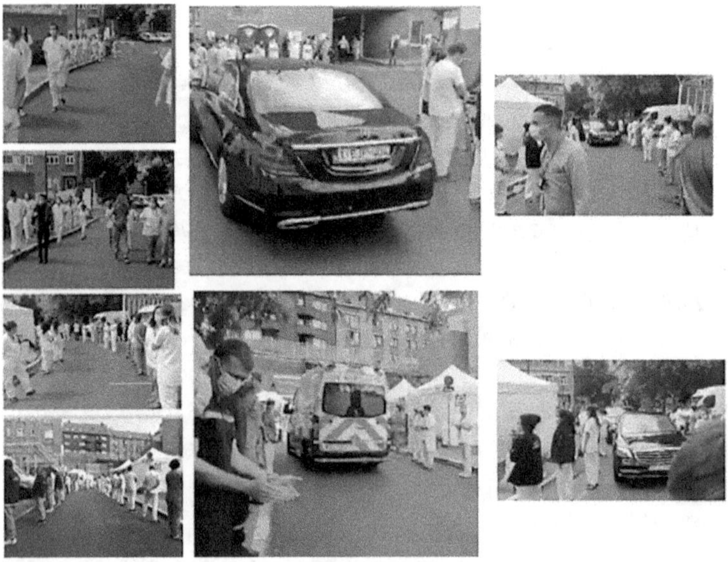

Figure 69. La haie de déshonneur

Directeur général du CHU – 20/05/2020
« Chers collègues,
J'ai reçu de nombreux témoignages, commentaires et questions à la suite de la visite de la Première ministre ce samedi dans notre hôpital. Il me semble donc important, avec un peu de recul, de partager avec vous quelques réflexions.

Avec tout le comité de direction, nous avons montré à de multiples reprises notre soutien indéfectible pour l'ensemble du personnel et tous les métiers de l'hôpital. Nous nous battons ensemble pour la considération, le respect et la revalorisation du secteur hospitalier et de l'hôpital public en particulier.

Ce combat, nous le menons avec ténacité et de différentes manières :

- *Premièrement : à travers un dialogue avec les instances administratives. Pendant la crise, nous avons envoyé des courriers officiels à l'INAMI, au ministère de la Santé fédéral, au ministère de la Santé régional, pour dénoncer le manque d'appui et de financement, pour demander une coordination urgente avec les maisons de repos, etc.*
- *Deuxièmement : à travers des prises de position dans les médias. Nous avons été le premier hôpital à prendre position contre les arrêtés de réquisition dès leur publication (RTL, VTM), à dénoncer la lasagne administrative ou la mauvaise qualité des masques chinois (L'Echo), mais aussi à formuler des propositions pour réformer l'organisation des soins de santé (Le Soir), etc.*
- *Troisièmement : à travers la sensibilisation du grand public pour notre travail et notre engagement, afin d'entraîner derrière nous un soutien populaire massif. Plus de 20 000 personnes ont répondu à notre appel aux dons et des milliers d'autres ont témoigné leur soutien. C'est un tremplin qui nous permet de porter nos valeurs plus haut et plus loin.*

Ce combat, nous avons prévu de le poursuivre d'une quatrième manière : à travers une mobilisation commune de tout le secteur hospitalier, afin de faire entendre nos revendications dans des manifestations publiques d'envergure. Vous le savez, j'ai pris l'engagement, à plusieurs reprises, de faire en sorte qu'un maximum d'entre nous puisse participer aux futures manifestations.

Le CHU Saint-Pierre a une stratégie précise et réfléchie pour faire entendre sa voix. Mais, pour y parvenir, il faut créer les occasions de dialogue. La visite de Sophie Wilmès était une occasion importante et rare. De plus, en tant qu'institution publique, nous avons une obligation morale et éthique de soigner tout le monde, mais aussi d'accueillir tout le monde (et a fortiori tout mandataire public), quelles que soient les convictions religieuses, politiques ou philosophiques de nos patients ou de nos invités. Ne pas respecter ce principe serait une négation profonde du cœur de nos valeurs.

Soigner un patient qui aurait commis un crime ne signifie pas que nous soutenons ce crime. Accueillir une personnalité ne signifie pas que nous soutenons l'action ou les décisions de cette personnalité.

L'accueil de Sophie Wilmès s'inscrivait donc dans le respect absolu de notre ADN d'institution publique, mais également dans notre stratégie. Je remercie vivement toutes celles et tous ceux qui ont accepté le dialogue. Le dialogue n'implique pas de dérouler un tapis rouge. Le dialogue peut être ferme, engagé, passionné, parfois enflammé, mais le dialogue doit toujours prévaloir, car il est le fondement de toute société démocratique. Il n'y a que deux alternatives au dialogue : l'indifférence ou la violence. Aucune de ces options ne s'inscrit dans nos valeurs. Aucune de ces options n'amène de résultat. Je suis d'ailleurs bien convaincu que ces options ne sont portées par aucun d'entre nous.

De l'action de samedi, je retiens personnellement ce dialogue et cet échange, dont les modalités avaient été réfléchies et fixées au préalable. Le respect des modalités, et donc de la parole donnée, est aussi une valeur importante. J'en étais le garant. Nous n'avons pas complètement respecté notre parole, notamment en invitant la presse et en médiatisant une rencontre qui devait rester discrète. Je le regrette. La colère devait s'exprimer, et c'est tout à fait normal. La frustration accumulée devait s'exprimer, et c'est légitime. Des messages forts devaient passer : ils le furent. Sans doute est-ce là le plus important.

Chers collègues, dans ces moments difficiles pour nous et difficiles pour notre secteur, nous avons le devoir de rester tous encore plus unis et encore plus solidaires. Sans unité, aucune revendication ne sera assez forte pour être entendue. Cette unité, demain, doit être celle de tout le secteur hospitalier : public, privé, francophone, néerlandophone, infirmiers, personnel d'entretien, laborantins… Il y a beaucoup plus de facteurs de rassemblement que de divergences entre nous !

Cette unité du secteur hospitalier, nécessaire, ne se construira que si nous, CHU Saint-Pierre, restons unis. La visite de samedi ne fût pas une grande démonstration d'unité interne. C'est mon seul regret. Tirons-en chacun les leçons et avançons. Le défi à relever est trop important et il en vaut la peine !

16 h à 18 h – Don, contre-don et désescalade

De la fenêtre de notre cuisine, au 509, on peut voir ce qui se passe dehors, à l'entrée des urgences. Il y a quelques semaines, tous les soirs, on pouvait d'ailleurs y voir des voitures de police alignées, des policiers sortis de leurs voitures, en haie d'honneur, nous applaudissant à 20 h. Aujourd'hui, c'est une haie de déshonneur que l'on peut voir. On voit les voitures noires de la Première ministre s'engouffrer dans la haie humaine se retournant à son passage. On voit les collègues, la presse, les gardes de sécurité, les ambulances qui continuent d'arriver aux urgences…

Cet après-midi, le travail est plus calme dans le service, même si le changement d'équipe est quelque peu perturbé. Certains, faisant l'après-midi, étaient en bas ; ceux du matin restant plus tard ou inversement. Certains sont aussi venus pendant leur jour de récupération ; ils n'auraient raté ça pour rien au monde ! D'autres se sont portés volontaires pour rester dans le service s'occuper des patients. Rien de formel à cette organisation, la peur du reproche ou de la sanction plane. Puis, il y a aussi ceux qui font la nuit qui sont soit restés, soit revenus plus tôt pour assister, participer à cet acte symbolique de désobéissance face à la plus haute autorité du pays. L'ambiance est électrique. Les infirmières, qui ont organisé ceci, viennent pour la plupart des urgences et des soins intensifs et n'en mènent pas large. Elles l'ont préparé avec l'accord, la responsabilité d'un médecin. Toutes les caméras et les regards sont braqués sur l'entrée des urgences de l'hôpital et la haie de déshonneur. En Hors champ, les infirmières dans le service profitent du calme pour faire du rangement.

Il y a peu, – *on nous applaudissait. Tu as vu où on est maintenant… bon, heureusement on reçoit encore de la nourriture, mais tu vas voir, ça ne va pas durer. En tout cas pour l'instant il y en a trop, regarde tout ce qu'il faut jeter ! Et c'est tous les jours…* –

L'hôpital a organisé un service pour répartir les dons qui arrivent de partout, mais certains arrivent non pas à destination de l'hôpital, mais de services particuliers. Chaque jour, une personne souriante passe dans le service pour distribuer ce qui a été reçu et partager équitablement dans l'hôpital. On attend d'ailleurs des tablettes, elles devraient être là ce soir. Les dons viennent des petits artisans locaux, voisins de l'hôpital, de familles de patients, d'anciens patients ou collègues, mais aussi de plus grandes firmes (travaillant ou pas avec l'hôpital). Ils font suite à un appel de l'institution. Tout ceci est décrit avec précision dans un documentaire, *Le COVID-19 au CHU Saint-Pierre*[96].

Communication officielle CHU Saint-Pierre, 03/2020[97]

Depuis deux semaines, plus d'une centaine de médecins, infirmiers, aides-soignants, techniciens et ingénieurs se sont mobilisés pour créer et mettre en place une unité supplémentaire de soins intensifs, capable d'accueillir une quinzaine de patients, pour faire face au pic de l'épidémie COVID-19. « Ce projet a demandé un engagement phénoménal et une formation accélérée pour des dizaines de collègues volontaires, en plus du travail de crise qu'ils ont continué à assurer dans le même temps. », déclare Philippe Leroy, directeur général du CHU Saint-Pierre.
L'élan de générosité nous a permis, entre autres, de passer une commande de respirateurs supplémentaires. Cette commande est pour l'instant retardée, mais nous avons immédiatement trouvé des solutions alternatives qui nous permettent dès aujourd'hui d'être prêts et d'inaugurer notre nouvelle unité de soins intensifs. » Nous poursuivons notre travail avec la même détermination. Plusieurs respirateurs nous sont arrivés en prêt, d'autres fournisseurs ont été sollicités, d'autres respirateurs ont été adaptés et rendus fonctionnels par nos ingénieurs afin de concrétiser notre projet. Cette unité additionnelle de soins intensifs a pu être ouverte aujourd'hui. »

96 https://youtu.be/LYy-Np4ypaY
97 https://www.stpierre-bru.be/fr/nos-actualites/le-chu-saint-pierre-ouvre-sa-nouvelle-unite-de-soins-intensifs-COVID-19

La confiance de nos donateurs est notre bien le plus précieux. Nous garantissons que chaque euro donné sera alloué à la gestion de la crise pour aider le CHU à couvrir les dépenses directes relatives au COVID-19. Un rapport détaillé de nos dépenses de crise sera rendu public, en toute transparence. Les justificatifs relatifs aux dépenses COVID-19 du CHU Saint-Pierre seront accessibles à tous les donateurs.
L'hôpital public que nous représentons est équipé et préparé pour assurer les soins de santé de pointe en toutes circonstances. La conjonction des moyens publics et des dons, en cette période exceptionnelle, nous permettra de répondre de manière encore plus forte à cette pandémie.
Nous clôturons aujourd'hui notre appel aux dons qui a permis de couvrir une partie de nos dépenses liées à la gestion COVID-19. Par solidarité, nous appelons les futurs donateurs à soutenir les autres hôpitaux du réseau Iris ou le Fonds pour des soins solidaires lancés par la Fondation Roi Baudouin.
Le CHU Saint-Pierre et toutes les équipes tiennent à remercier encore une fois l'ensemble de la population pour son indéfectible soutien, que cela soit à travers les dons financiers ou matériels, les messages, les dessins, les applaudissements. Cela nous donne énormément d'énergie et nous sommes plus que jamais mobilisés pour répondre à notre mission première : les soins.

Plus tard, une infirmière, Amandine, reçoit un coup de téléphone des urgences pour venir chercher du bon pain. Ils en ont reçu une vingtaine. Elle descend et remonte. Nous sommes assis à la table centrale devant les monitorings de surveillance. Elle nous explique : – *Je me suis fait engueulée quand je suis arrivée en bas par une pauvre petite blonde…* – Les deux autres collègues présentes, Vanessa et Madeline, demandent : – *Quoi, qui, pourquoi ?* –, – *Elle m'a reçue comme une merde, alors que je venais chercher les pains, car on m'a dit de venir… Elle m'a snobée, demandé qui j'étais, pourquoi j'étais là…* – Madeline et Vanessa fulminent, montrent tout leur mécontentement et font corps. – *Heureusement, il y en avait une autre qui m'a donné les pains.* – Vanessa et Madeline : – C'est *qui ?!* – *Attends, on va l'appeler, passe-moi le télé-*

phone. – Elles cherchent à démasquer la personne en cause. S'agit-il d'une ancienne qui ne travaille plus là, mais qui est revenue aider pour l'occasion ? Au téléphone, elles hésitent entre deux personnes. Leur collègue des urgences envoie une photo des deux infirmières blondes du jour. – *Oui, elle !!!* –, – *C'est une vraie…, viens ! On descend, on va se la faire…* –.

Quelque instant plus tard, elles remontent et nous expliquent que rien ne s'est vraiment passé en bas. Pourquoi ? L'ancienneté de la collègue, agissant hiérarchiquement, empêche les remontrances ? La peur de la réponse ? Ou cette escalade a-t-elle pour objectif de démontrer une appartenance à l'unité, au corps de combat des soins intensifs, telle une relique héritée du passé militaire des infirmières ? Notons que Vanessa et Madeline travaillent à mi-temps aux urgences et à mi-temps aux soins intensifs. Avec les crises, elles sont mobilisées aux soins intensifs à temps plein. Se devaient-elles de montrer leur allégeance ?

Les discussions continuent et se dirigent maintenant vers la salle de réveil, celle-ci transformée officieusement, de façon non agrée, en soins intensifs. *Vanessa : – À la salle de réveil, les infirmières qui posent problème se sont regroupées, elles sont en train de se bourrer le chou et ensuite ça va nous retomber dessus. Comme si nous, on avait eu le choix de venir ici au 509. J'aurais préféré aussi rester dans mon service ! Elles ont choisi d'être en bas, en salle de réveil, grâce à leur privilège d'ancienneté, de copinage. Elles avaient toutes un soi-disant problème. Elles avaient peur, oui ! Puis, pour elles, rien n'a vraiment changé, elles ne font pas d'heures sup, s'en tiennent juste à leur horaire habituel. Elles ne veulent pas faire de changement, se plaignent, mais c'est elles qui ont choisi d'aller là, alors que nous, non ! Ça va être la merde après. – Madeline : – Attends, on va leur amener du pain. Vanessa : Vérifie d'abord qui est là… !!!* – Plus tard, Vanessa et Madeline remontent de la salle de réveil et nous font leur compte-rendu. – *Oui, eh bien on ne redescendra plus jamais, si c'est pour être reçues comme ça. Elles nous ont à peine parlé. Car on cherchait des amies, elles se sont senties obligées, franchement…* –.

Ça continue. – *Il y en a qui ont peur de travailler au 509 à cause de la COVID-19. L'une dit : – À la salle de réveil, ce sont des faux-culs. – L'autre : – Moi, je ne la connais pas vraiment, je la vois juste dans les couloirs. Elle a l'air chaque fois sympa. – L'une : – Mais dès que tu as le dos tourné, elle te descend. Nous (Madeline et Vanessa), ici au 509, on ne se plaint pas, les autres râlent, car il n'y en a que pour nous dans les médias, pour le matériel dans l'hôpital…* –.

Je (Philippe) profite de ce moment de légèreté pour régler un problème d'horaire. Le vendredi 1er mai, j'avais en effet été rappelé, alors que j'étais chez moi, pour me dire que j'étais inscrit dans le planning le matin. En catastrophe, je m'étais organisé pour arriver, une heure en retard malgré tout. Ensuite, le mercredi 6 mai, on m'avait dit de venir travailler alors que je n'étais pas inscrit. Je suis donc venu travailler pour rien et je ne parle pas des chamboulements dans ma journée pour cause de cette organisation ratée.

Je vais donc vérifier auprès de la secrétaire que les prochains horaires sont corrects et voir comment éviter de tels problèmes. Je ne peux pas me permettre ces changements inopinés avec mon planning déjà très chargé. De ce que l'on me dit, ces erreurs fréquentes sont liées à la mise en place particulière des horaires. Cela se passe sur le groupe WhatsApp, dont l'utilisation est multiple et moult informations circulent. Conséquence, on s'y perd. La personne en charge des plannings fait de son mieux, est créative et hyper réactive à toute heure du jour et de la nuit. – *Elle disait l'autre jour qu'elle ne comptait pas les heures* et que ce n'est pas sont travail normalement – Certains lui reprochent de s'approprier le groupe WhatsApp : – *Elle y place son pouvoir et le fait sentir, elle se venge sur le planning si tu n'es pas sympa avec elle.* – D'autres pensent qu'elle est très arrangeante. Les visions s'opposent et révèlent, entre autres, l'aspect « d'échange » de services. J'ai personnellement un bon contact avec elle. Au téléphone, elle me garantit un planning à jour, s'excuse des erreurs liées à la surcharge des multiples changements et des multiples WhatsApp. Je comprends. Voilà tout est en ordre.

Marieke, une infirmière néerlandophone du service, a entendu la discussion au téléphone et me raconte :

– *Je ne suis pas une vraie infirmière. Le don de soi, j'en ai marre, il y a 50 ans que je fais ça. J'en peux plus. Comment accepter ceci ? Toujours donner, être soumise, toujours pour les autres, jamais pour nous. Il n'y en que pour les médecins, aussi gentils soient-ils, ils ne perçoivent les choses que de leur point de vue. Et nous, on est toujours derrière. Tu as été bien gentil avec tes horaires. La crise sanitaire a bon dos.* –
– *Les attentats de Maelbeek et Zaventem, c'était pire, mais plus court. Ici, c'est long, la charge émotionnelle est différente. Avec le coronavirus on ne voit pas réellement les dégâts, c'est un virus. Les attentats, on voyait le délabrement, les mutilations. Si le virus était celui d'Ebola ce serait pire que maintenant, car tu vois ! À l'extérieur, les gens, ils portent de plus en plus de masques, ici de moins en moins. On sait que c'est politique, ils veulent cacher et protéger leur petit pouvoir. Mais faut pas le dire, sinon tu vas avoir des problèmes. Avant, c'était une autre époque, c'était différent, une autre mentalité et maintenant on peut plus s'amuser comme avant… La différence vis-à-vis des médecins est plus marquée, et ne parlons pas des administratifs…* –

Le temps est passé vite cet après-midi, entre les discussions et le tour des patients. Il y a une bonne dynamique d'équipe aujourd'hui aussi, ça aide. Tout le monde a repris son poste après la haie : – *La ministre est partie après 40 minutes de discussion avec la délégation, elle nous a sincèrement écoutés. Puis, c'est bien à la fonction qu'on a tourné le dos, pas à la personne.* –.

Sophie Wilmès[98]

19/05/2020

« Il faut répondre rapidement aux demandes du personnel soignant. »

C'est maintenant, normalement, l'heure des visites, mais elles sont interdites en cette période. Certaines exceptions existent. – *La famille des médecins.* – Puis cette situation-ci vécue à la chambre 5, une patiente décédée hier soir.

JAMDA

Excess Mortality in Long-Term Care Residents With and Without Personal Contact With Family or Friends During the COVID-19 Pandemic *(Savage, R. D. et al., 2021)*

98 https://www.rtbf.be/article/il-faut-repondre-rapidement-aux-demandes-du-personnel-soignant-10505417

Le deuil collectif et individuel incomplet

17 h, la veille. – *Chambre 5, il faut annoncer la mort cérébrale de la patiente* – , lance un assistant dans la salle centrale. L'infirmière en charge, Kelly : – *Je peux pas m'occuper de ça, je dois aller voir mon autre patient, c'est pas possible.* – Je (Philippe) propose mon aide pour accompagner le médecin faire l'annonce à son mari. Nous nous dirigeons vers la salle d'attente et faisons entrer monsieur dans le service. – *Le médecin commence à raconter toute l'histoire médicale de la patiente pour en arriver, après plusieurs longues minutes de monologue, à l'épisode d'hémorragie cérébrale qui était inévitable dans cette situation.* – L'époux, hagard, écoute et ne réagit pas. – *Le médecin demande si l'époux a bien compris. Il répond oui, demande à voir sa femme et s'effondre en larmes. Le jeune médecin-assistant est démuni. Il propose l'aide d'un psychologue et de l'installer près de son épouse.* – Dès que le patient est installé dans le sas, le médecin-assistant disparaît, je ne le reverrai plus. Je place monsieur sur une chaise dans le sas à décompression, car il n'a pas le droit de rentrer en chambre. Il ne parle pas, reste figé là dans le vide, à regarder par la fenêtre son épouse de 40 ans, allongée sur son lit de mort. Je le laisse un instant.

On me fait savoir qu'il faut maintenant qu'il parte, – *il a déjà dépassé le temps pour les visites.* – Je retourne vers lui et utilise toutes mes compétences pour essayer d'entrer en communication avec lui, le moins violemment possible. Je lui propose de retrouver ses enfants, lui demande s'il a des amis, de la famille pour l'aider, s'il est accompagné. Dans un premier temps, il ne me dit rien, se lève et, mécaniquement, se dirige vers la sortie. Arrivé près de la porte à double battant, il s'effondre en larmes et se jette à terre. Je l'emmène dans une petite pièce à l'écart et on commence à entrer en dialogue : – *Elle est ma seule famille, ma seule amie, la mère de mes enfants. On a quitté, on a fui, le pays ensemble. On est seuls ici. On n'a personne. On n'a rien. Juste nous, nos deux enfants et ils n'ont plus de mère. Je n'ai plus de femme. Je veux mourir.* – Le dialogue est lourd, je ne sais pas trop quoi faire avec ce que me dépose ce monsieur. Puis que dire, que faire ? J'essaye tant bien que mal de lui montrer que ses enfants ont besoin de lui, que la communauté et spécialement le prêtre va leur apporter de l'aide. Il est allongé par terre, moi assis à un mètre de lui. Je lui propose l'aide de la psychologue. Après plusieurs minutes, un quart d'heure, une demi-heure, je ne sais plus exactement, il accepte et me remercie. Je passe le relais à ma collègue, juste arrivée.

La valeur de la vie, c'est ça qui est en jeu. L'art de soigner permet parfois la guérison, mais il permet surtout d'accompagner la maladie et la mort. L'accompagnement interdit des familles est une limitation de notre travail. Ne pas le faire me donne un sentiment d'incomplétude de mon travail. Bien faire mon travail me permet de me sentir complet, en accord avec mes valeurs. Accompagner une personne en deuil, au moment de l'annonce de celui-ci, est pour moi indispensable en deux points : être en accord avec mon travail et me permettre de faire mon deuil. En effet, je me suis donné corps et âme pour soigner le patient, aussi dois-je faire mon deuil. Empêcher ceci en pleine crise, avec autant de décès, est criminel à mes yeux : autant pour les familles que pour les soignants. Je comprends très bien que les plus jeunes repoussent ces situations, car ils n'y sont pas préparés. L'expérience est probablement la seule vraie formation que nous recevons sur ce point. Je comprends aussi que les collègues plus aguerris évitent la situation, ayant déjà tout un tas de deuils en retard. Il nous faut nous protéger autant physiquement que psychiquement de certaines situations, afin de pouvoir continuer notre travail.

La situation sanitaire ne permettant pas cet accompagnement, les infirmières sont incomplètes, car elles ne peuvent pas faire leur travail de deuil. Les familles ne pouvant pas accompagner les patients, les soignants doivent porter cette charge émotionnelle supplémentaire et faire ce travail auprès des patients. Pour moi, c'est un cercle vicieux.

Cronin, C. J., & Evans, W. N., 2022

Nursing home quality, COVID-19 deaths, and excess mortality

La pandémie de COVID-19 aux États-Unis a été particulièrement dévastatrice pour les résidents des maisons de retraite. Une question clé est de savoir comment certaines maisons de retraite ont pu protéger efficacement leurs résidents, alors que d'autres n'y sont pas parvenues. En utilisant des données sur l'univers des maisons de retraite américaines, nous examinons si la qualité de l'établissement est prédictive de la mortalité due au COVID-19. Les maisons de soins infirmiers de qualité supérieure, telles que mesurées par la notation globale cinq étoiles de la CMS, présentent une mortalité COVID-19 nettement inférieure jusqu'en septembre 2020. La qualité ne permet pas de prédire la capacité à prévenir tout cas de COVID-19 chez les résidents ou le personnel, mais les établissements de meilleure qualité empêchent la propagation des infections chez les résidents à condition d'en avoir une. La prévention des cas et des décès liés à la COVID-19 peut avoir un certain coût, car les établissements de haute qualité présentent un taux de mortalité non lié à la COVID-19 sensiblement plus élevé. La corrélation positive entre la qualité de l'établissement et la mortalité non liée au COVID-19 est suffisamment forte pour que les établissements de haute qualité enregistrent également plus de décès totaux que leurs homologues de faible qualité, et cette relation s'est renforcée avec le temps. À la fin avril 2021, les établissements cinq étoiles ont connu 8,4 % de décès supplémentaires par rapport aux établissements une étoile.

Olivier Servais et François Gemenne

15/08/2020 – La chronique Carta Academica

La crise du COVID-19, la tyrannie du risque zéro

Dans une société matérialiste où l'objectif ultime révèle de plus en plus pour certains la lutte effrénée contre la mort, on en arrive vite à se couper de tous les autres pour sauver nos petits pénates existentiels. Car pour sauver les corps physiques en les barricadant, nos gouvernants fragilisent le corps social. Ils délitent les liens en les virtualisant, ils imposent des distances qui créent de la vulnérabilité collective. L'intime, selon cette vision, c'est un mètre et demi. Cela entraîne évidemment une perte majeure de repères sociaux – qui vient s'ajouter à toute une série d'autres risques, y compris sanitaires. Saura-t-on un jour quelle surmortalité a été entraînée par la récession, par les faillites, ou tout simplement par la perte de repères sociaux ?

– L'interdiction des visites oblige les soignants à prendre le rôle des familles et donc à casser leurs modes de protection. Chaque soignant a sa protection face au deuil, mais, au-delà du deuil individuel, il y a aussi le deuil collectif, qui se passe de manière informelle. – Par des petites discussions éparses, des silences qui font mémoire. Se rappeler un souvenir, une anecdote, un gag, une blague : chacun à sa manière, plus activement ou plus discrètement, est à l'écoute. – *C'est à ça que sert l'équipe. C'est ça que réclame l'équipe en demandant de se réunir et de ne pas être disséminée. On veut faire nos deuils.* – La fréquence, le nombre de décès, jouent sur le moral, mais en plus de ça, les cérémonies sont incomplètes. Regarde, – *la toilette mortuaire est encombrée par deux sacs fermés et tout un équipement qui ne permet pas le contact avec le patient.* – Le fait de voir la famille faire ses adieux permet au groupe de soignants de faire leur propre deuil. Les familles toujours en attente, les patients toujours souffrants, les soignants toujours débordés, même si en cette fin de première vague la situation se stabilise. Le temps des revendications et le temps de p(e)nser nos blessures est indispensable.

Marcel Van der Auwera[99]
Chef du département Aide d'urgence du SPF Santé publique
LA CRISE EST STRUCTURELLE ET NON SANITAIRE
Ce sont les coupes budgétaires, et non la pandémie, qui confrontent aujourd'hui le secteur des soins de santé à certaines

99 https://lpost-be.cdn.ampproject.org/c/s/lpost.be/2021/11/12/saturation-hospitaliere-la-crise-est-structurelle-et-non-sanitaire/amp/

problématiques. Depuis 2013, le Conseil de l'Europe tire la sonnette d'alarme et dénonce les conséquences catastrophiques des coupes budgétaires sur la santé. Les effets délétères des politiques d'austérité sont dramatiques. Fermeture de structures hospitalières dans une logique de rentabilité, pénibilité professionnelle, absence de revalorisations salariales, la santé est celle de la loi du marché.

Depuis des années, les conditions de travail des soignants se sont graduellement dégradées. En termes de bien-être au travail, diverses études ont démontré que les médecins et le personnel infirmier sont davantage touchés par le phénomène du burn-out que d'autres secteurs. La charge professionnelle et émotionnelle de travail est source importante de stress. Selon une étude du SPF Santé.

40 % des infirmières s'estiment à bout et 6,6 % souffrent de burn-out. Concernant plus particulièrement le risque de basculement dans l'épuisement, 45 % des infirmières citent au moins l'un des symptômes. Dépersonnalisées dans leur mission première, un nombre croissant d'entre elles quitte la profession en cours de carrière.

La problématique est particulièrement aigu dans le contexte des soins intensifs et palliatifs.

Horaires irréguliers, effectifs réduits, épuisement, pression et manque de disponibilité de la hiérarchie, manque de temps pour les malades et insécurité tant des patients que pour le personnel font craindre le pire pour la suite. Un mal-être qui n'est pas sans conséquences sur la qualité des soins. Le risque d'erreurs médicamenteuses ou lors d'un acte technique est augmenté, corolaire d'une fatigue chronique. C'est ce que l'on appelle, de façon voilée, des « événements indésirables liés aux soins ».

Ce qui se vit en Belgique est le propre de plusieurs pays européens. La France est confrontée depuis cet été à la colère des soignants. « Il faut arrêter de culpabiliser les gens. La crise est structurelle et non sanitaire », alerte sur Twitter, le docteur Gérald Kierzek, médecin urgentiste français et chroniqueur médical. « Pour faire des économies d'échelle, on concentre les hôpitaux, on mutualise les professionnels et les services. C'est dangereux et cela épuise le personnel. Aujourd'hui, on peut

dire à une infirmière : lundi, tu es en psychiatrie, mardi tu seras en cancérologie, poursuit-il. Le lien humain, cela ne marche pas comme ça. Si c'est rentable à un an, cela ne l'est pas d'un point de vue économique à cinq ans. Il nous faut revoir urgemment l'organisation même des systèmes de soins de santé et revenir à un modèle de proximité et d'humanité.
Ce n'est pas en marche que nous devons nous mettre, nous devons surtout faire marche arrière », conclut-il.

ACN[100]

Infirmiers et aides-soignants : après l'action et la colère, le deuil et les propositions

Depuis le début de cette pandémie, notre association s'est très peu positionnée publiquement sur certains débats politiques ou émotionnels relatifs à la gestion de crise. Comme la plupart de nos membres soignants sur le terrain, nous avons plongé dans l'action et avons privilégié l'efficacité. Nous avons réorganisé nos services et assuré la protection de notre personnel, donné des conseils et informations aux membres sur comment se préparer à l'arrivée de la première vague épidémique, relayé les informations officielles et scientifiques sur nos médias sociaux et par e-mail, fait le relais des demandes de volontaires pour aider les secteurs en sous-effectifs, répondu à vos nombreuses questions...
Puis, petit à petit, est arrivée la colère. La colère d'apprendre que le pays n'avait plus les stocks stratégiques promis depuis la crise H1N1 de 2008 ; la colère d'apprendre que la première commande de matériel de protection du fédéral n'était qu'une arnaque qui aurait des répercussions sur tous, mais dont les premières victimes seraient surtout le personnel soignant travaillant dans les organismes sous tutelle régionale (MRS, handicap, première ligne, santé mentale et assuétudes, sans-abris...) ; la colère de lire des recommandations d'usage du masque FFP2 différentes de ce que nous apprenons tous à l'école et qui est recommandé par l'ECDC (au lieu de dire clairement et honnêtement que la recommandation était adaptée à cette pénurie) ; la colère d'apprendre que les groupes d'avis fédéraux n'ont pas considéré

100 https://www.infirmieres.be/actualites/infirmiers-et-aides-soignants-apres-laction-et-la-colere-le-deuil-et-les-propositions

tout de suite les infirmiers à domicile comme prioritaires ; la colère de découvrir que, malgré toute l'aide de l'État belge au secteur pharmaceutique ces dernières années, celui-ci ne produit pas un certain nombre de produits essentiels à notre population...
Cette colère est arrivée à son apogée lorsque, le même jour, nous avons appris le décès de deux de nos collègues probablement contaminées sur leur lieu de travail : l'une aide-soignante et l'autre infirmière, toutes deux travaillant en MRS. Nous le redoutions, et nous n'avons pas été surpris que nos premières victimes soignantes appartiennent à ce secteur-là. Outre le retard dans l'équipement en matériel, cela fait des années que nous plaidons pour une revalorisation des normes, en nombre et en qualification, des praticiens de l'art infirmier auprès des personnes âgées. Entre 2010 et 2014, nous avions plaidé pour un renforcement du nombre d'infirmiers et d'aides-soignants (remplacé alors en partie par d'autres types de qualifications) et une meilleure rémunération de ceux qui se spécialisent en gériatrie pour y travailler – sur ce dernier point uniquement nous avions été entendus. Dès 2014 la ministre fédérale a annoncé vouloir mettre fin à la spécialisation infirmière en gériatrie et a suggéré la suppression des primes liées à cette spécialisation notamment par la mise en œuvre de l'IFIC, alors qu'entretemps ce secteur était passé sous tutelle régionale. Il en résulte qu'à l'entrée en épidémie ce secteur est caractérisé (même si des exceptions existent) par un sous-effectif en personnel soignant et que le personnel présent n'a pas les moyens suffisants pour absorber et gérer une crise de cette ampleur. Personne n'y était préparé, mis à part peut-être les hôpitaux grâce aux plans PUH, mais ce secteur aurait pu être mieux préparé et soutenu, limitant les dégâts, surtout en termes de transmission des infections.
Nous avons donc dû faire notre deuil. Celui de nos collègues, mais également celui de dirigeants d'un pays considérant les infirmiers pour ce qu'ils sont : une profession qui porte en grande partie le système de santé face à la crise... une profession qui constitue, comme le rappelait l'OMS le 08 avril dernier, la colonne vertébrale de tous les systèmes de santé.
Mais nous ne voulons pas en rester là, car nous osons espérer que, parmi les dirigeants de ce pays, certains souhaitent peut-être rattraper ces erreurs et considérer l'importance et la force de

proposition de notre profession. Lors de l'enquête Sciensano sur la santé des Belges durant cette crise, la population a affirmé avoir confiance à plus de 90 % envers les infirmiers. Les élus devraient faire de même et considérer la voix des infirmiers !

The Conversation[101]

L'anthropologie impliquée à l'hôpital en contexte d'épidémie de COVID-19 pour accompagner les fins de vie et les décès hospitaliers

Les institutions de santé recommandent diverses mesures pour limiter la propagation de la COVID-19. Mises en œuvre de manière circonstanciée, ces dispositions associent isolement, quatorzaine ou confinement ; réaménagement des dispositifs de soins dans les hôpitaux ; imposition de « gestes barrières » ; fermeture des frontières ; restriction des déplacements, etc.

L'un des changements dans l'exercice de la médecine hospitalière en temps de COVID-19 concerne l'expérience des équipes soignantes de la fin de vie et des décès. Certaines mesures concernent la prise en charge des personnes mourantes et la pratique des rites funéraires.

Quatre phases sont distinguées : soins médicaux ; fin de vie ; transport des personnes décédées ; soins mortuaires avant mise en bière. À partir des enquêtes menées à l'Hôpital européen de Marseille (HEM) et des apports de recherches antérieures sur Ebola, cet article restitue une expérience concrète de contribution de l'anthropologie en contexte hospitalier visant à mieux intégrer les impératifs socioculturels dans l'accompagnement digne des personnes atteintes des formes graves de COVID-19.

101 https://theconversation.com/lanthropologie-impliquee-a-lhopital-en-contexte-depidemie-de-COVID-19-pour-accompagner-les-fins-de-vie-et-les-deces-hospitaliers-145815

18 h à 19 h – Dernier tour, préparer la nuit

Dernière heure de travail, dernier tour. C'est le moment de remettre en ordre la chambre : donner le repas si ce n'est pas encore fait, sortir les plateaux, installer le patient pour la nuit, vérifier que le petit matériel est en suffisance pour les douze prochaines heures, sortir les poubelles, rafraîchir le patient si nécessaire, faire le relais des pousse-seringue au besoin, aspirer dans le tube, rafraîchir la bouche, changer de taie d'oreiller. C'est aussi souvent l'heure des antibiotiques, aérosols et derniers traitements du soir. On peut aussi replacer un patient en ventral ou en décubitus dorsal, latéral. Remettre les patients au lit, certains ayant passé un moment sur la chaise. On exécute tout ceci maintenant pour laisser le moins de charge de travail possible aux collègues de nuit et ce, car le staff soignant est plus fourni en journée que la nuit et ces mobilisations demandent d'être plusieurs (jusque quatre ou cinq pour passer en ventral, deux ou trois pour passer d'une chaise au lit). C'est aussi le moment de vérifier les différentes feuilles de suivi, de remettre tout à jour et de préparer le rapport. Ou encore de préparer les chambres vides et de nettoyer pour les nouveaux patients. Il faut aussi nettoyer les matériels réutilisables, visières, cagoules... C'est le dernier effort et pas le moindre. Généralement, on commence un peu avant 18 h, car une heure, c'est peu pour finir dans les temps.

La technicienne de surface assignée habituellement à cette unité de pédiatrie qui, pour l'occasion, est transformée en USI COVID-19, a fini la chambre. En passant, elle m'adresse un signal et me dit : – *Je romps le bail, vous devez partir maintenant, vous avez tout cassé, moi je dois tout réparer derrière, partez maintenant, c'est fini ! Je romps le bail !* –

Avec ma collègue, Kelly, on se dirige vers la chambre pour y voir que tout est en ordre. Finalement, – *mes petits tox, ils peuvent revenir. Je veux un AVC, j'en ai marre de la COVID-19.* – Après avoir remis la chambre en état, quelques minutes, on continue ensemble. Le deal : je l'aide avec ses patients, elle m'aide avec les miens. On réinstalle tout le monde et discute : – *Les décès se sont accumulés ces derniers jours, cela remet en question notre travail.* – Le fait-on bien, a-t-on raté quelque chose ? Le doute, la peur de mal faire est toujours présente et épuise à chaque instant de la journée. Il faut resté concentré, même maintenant à 18 heures passées, alors que j'en suis à mon cinquième jour de travail et ici depuis onze heures. Je n'ai pas le droit à l'erreur. L'équipe est là pour ça, puis il y a les médecins.

Kelly : – *Moi, j'ai peur, je suis bien contente de pouvoir appeler le médecin. Plus de responsabilité, je ne veux pas ça*... Puis ce qui me rassure aussi, *c'est d'avoir tous les éléments, tous les chiffres, la gazométrie, les paramètres du monitoring. J'ai besoin de tous ces paramètres pour être rassurée pour le patient. Je ne sais pas comment ils font aux urgences sans tout ça. Je me sens toute nue, je suis trop sensible probablement.* –

Message dans le groupe WhatsApp

« N'hésitez pas à demander aux aidants de vous aider plus dans les chambres. Pour certains on peut préparer des médicaments, faire des toilettes, refaire des pansements et plein d'autres choses. Même si ça ne résoudra pas tout, ça peut vous soulager un peu. Vous êtes souvent, très souvent, à vouloir tout gérer seul, mais sachez qu'on est là aussi. Courage à tous. »

Allez Monsieur, à trois on pousse dans les jambes. Un, deux et trois, hop au lit. – *Je te laisse finir ici Kelly, je continue, tu me rejoins dans la chambre suivante.* –

Les aidants s'activent à ramasser toutes les poubelles et à rassembler le matériel à nettoyer pour réutilisation. – *Tu as remarqué Yasmine, une équipe n'est pas l'autre, l'ambiance est différente en fonction des générations présentes : les anciens sont plus critiques, la différence de statut entre opératrice et aidant est plus marquée parfois. Yasmine : – Oui c'est vrai, aujourd'hui c'était plutôt sympa, non ? Kelly : – Oui, oui, très, on s'est bien marrés avec ces TikToks. Au début, c'est chiant toutes ces adaptations. Ensuite, tu t'habitues et puis ça va. – Oui, moi quand je quitte l'hôpital, j'ai l'impression de sortir d'un rêve. Vivre le monde à travers un masque, une combinaison, c'est quand même particulier. – On ne va même plus se reconnaître sans nos masques. – Kelly : –Oui, d'ailleurs chaque fois que quelqu'un retire son masque, je découvre son visage, les masques sont trompeurs.* – Il est prouvé que se connaître dans une équipe de réanimation influence l'efficacité ; le fait de se connaître, de se reconnaître joue un rôle dans la qualité du travail. – *Le lien qui nous unit, permet de soigner les patients ; avec ces masques je suis sûr qu'on perd des choses. En tout cas, je ne suis pas certaine de reconnaître tout le monde quand tout ceci sera fini.* – Des dires de l'ICS, cette crise aura permis à – *des chirurgiens de se retrouver infirmière en salle de réveil. Ils se sont retrouvés ne sachant rien et se sont rendu compte du travail d'infirmière. Ils ont eu l'impression de se retrouver sur les bancs de l'école. J'espère que cela leur ouvrira les yeux. Viens Kelly, dernière chambre, il faut juste le remonter dans le lit, puis on va se poser avec les veilleuses avant le rapport.* – Travailler uniquement de nuit, il faut le vouloir pour la vie sociale, pourtant c'est – *un compromis pour gérer la vie de famille, de faire des nuits. Cela permet de s'occuper des enfants au réveil, les amener à l'école et revenir dormir. Puis de se réveiller, aller chercher les enfants et partir travailler, le conjoint prenant le relais.* –

On ne sait rien faire contre la COVID-19 en tant qu'infirmier, on est vaincu. On travaille aux soins intensifs pour exister en tant que guérisseur, mais là, on ne guérit rien. On se bat à mains nues dans ce combat qui semble perdu. Pourtant, on est habitués à se trouver au bord du précipice, sur la ligne rouge qui sépare le monde des vivants de celui des morts. Ici, j'ai l'impression d'être allé trop loin ou, plus exactement, que la mort a gagné du terrain et qu'on se retrouve dans le vide, sans filet de sécurité. J'ai l'impression qu'à tout moment, nous aussi on peut tomber pour ne plus jamais revenir. Au travers de notre chute symbolique, c'est toute la société contemporaine qui sombre avec nous.

Message syndical

Bonjour à tou.te.s, félicitations pour cette belle mobilisation mercredi dernier. Restons mobilisé.e.s pour faire entendre nos voix. Aujourd'hui, ce sont les collègues de l'hôpital d'Ixelles qui se mobilisent et demain les collègues de Molière. Nous tou.te.s nous préparons pour un repos bien mérité cet été et pour une rentrée syndicale très caliente, on ne lâche rien !

Nous vous rappelons déjà le rendez-vous pour une manifestation de la santé le dimanche 13 septembre, départ du Mont des Arts.

Les camarades du SPF-Finances vous rappelleront pour traiter votre déclaration.

Finalement, une triste nouvelle.

Nous venons d'apprendre le décès d'une collègue infirmière des hôpitaux Iris Sud, site d'Ixelles, dimanche après-midi des suites d'une infection au COVID-19.

Nous présentons nos condoléances à son mari, ses trois enfants ainsi qu'à ses collègues.

Les veilleuses discutent à notre arrivé. – *Ils ne se rendent pas compte à la santé publique, Sciensano, le gouvernement impose des quotas de lits, mais il y a une mauvaise répartition des patients entre les hôpitaux, des problèmes de matériel… Se rendent-ils compte que pour nous, sur le terrain, c'est particulièrement difficile et que cela engendre tout un tas de tensions, car nous ne pouvons pas donner les meilleurs soins au patient ? Nous devons constamment nous remettre à jour. L'inquiétude de la suite est aussi présente et puis nous devons travailler constamment avec du nouveau matériel, avec les risques d'erreur que cela amène. Exemple : l'habitude est que les ampoules d'Ultiva soient de 5 grammes. Ici, à cause de la rupture de stock, elles sont de 2 grammes. Il est vite fait de se tromper, ici probablement avec peu d'incidence, mais pour certains médicaments, c'est l'inverse. Les doses sont doublées, triplées, le risque est alors vital. Sans compter tout le matériel que l'on ne connaît pas. Quand il faut faire un bolus d'urgence, il faut savoir où appuyer, l'erreur est si vite arrivée. Le fait que le matériel soit mal réparti, ainsi que la charge de travail, pose le problème du matériel disponible pour les patients. Le risque est que les bons soins ne leur soient pas administrés. Certains hôpitaux ont peut-être le matériel disponible, ils peuvent peut-être nous permettre de mieux soigner, optimiser les soins donnés au patient. C'est frustrant cette mauvaise organisation. On est en train d'agiter un chiffre épouvantail en nous expliquant que certains départements ont un taux d'occupation de lits de réanimation de 40 % en raison de la COVID-19, mais de quoi parle-t-on ? Il y a 5 000 lits de réanimation en France pour 101 départements, c'est-à-dire à peine 50 lits par département (pour 67 millions d'habitants). Autrement dit, l'épidémie n'est pas le problème de fond, mais plutôt la gestion de crise et l'effondrement de notre système de santé, laminé par quatre décennies d'une politique de flux et non de stock ! –.*

Il est essentiel de reconnaître que, bien que la politique de flux vise à optimiser les ressources et à améliorer l'efficacité, elle peut également laisser le système vulnérable face à des crises imprévues, comme une pandémie. Le manque de réserve stratégique en personnel et en fournitures a limité notre capacité à répondre aux défis de l'épidémie. Un équilibre entre une gestion efficace des ressources et l'établissement de stocks suffisants pourrait renforcer la résilience et la robustesse du système de santé, garantissant ainsi une qualité de soins optimale même dans les moments de crise. Cette réflexion souligne la nécessité d'une réévaluation des stratégies en santé pour assurer une meilleure préparation face à l'incertitude inhérente à ce milieu.

La Libre[102]

Le premier patient atteint du coronavirus à l'hôpital Saint-Pierre peine à parler et à marcher : « On ne s'attend pas à vivre ça. »

Madeline arrive et dit : Allez les filles. C'est l'heure du rapport.

– Chambre 1, Louis, 63 ans, ARDS COVID-19, optiflow (O.F.) 100 % 45 L, stable.

…

102 https://www.lalibre.be/belgique/societe/2020/07/27/le-premier-patient-atteint-du-coronavirus-a-lhopital-saint-pierre-peine-a-parler-et-a-marcher-on-ne-sattend-pas-a-vivre-ca-2PJZRFUEB5BXXHEOIHRLA4MSMY/

19 h à 20 h – Le temps du trajet, je conclus

La journée de travail est finie. Il reste à se changer, pointer, faire la route vers la maison. Une douche et s'occuper des enfants. Trois jours de récupération, puis notre infirmière du début de cette histoire commencera les nuits.

Directeur général CHU, 29/05/2020
L'évolution de l'épidémie COVID-19 est favorable, tant au niveau du pays que du CHU, et le déconfinement de la population ne semble pas entraîner de « deuxième vague » à ce stade.
Au CHU, nous allons conserver une unité non intensive COVID-19 (308) et une unité de soins intensifs où seront regroupés les cas COVID-19 (607c). L'ensemble du personnel mobilisé va retrouver rapidement son affectation d'origine.
Pour un très grand nombre de collègues, c'est déjà le cas.
Enfin, je voulais vous dire un mot de la situation financière du secteur hospitalier, dont il a beaucoup été question dans la presse cette semaine. Notre secteur était déjà en grande difficulté avant la crise en raison des coupes budgétaires successives. La crise a considérablement aggravé la situation, étant donné que les hôpitaux n'ont pas pu assurer leur activité habituelle (opérations, consultations) et que la grande majorité de l'activité COVID-19 n'a pas été financée...
Autrement dit, tous les hôpitaux ont travaillé presque « gratuitement » pendant la crise.
Nous restons à la pointe du combat pour réclamer un juste financement pour tous nos efforts et pour la gestion de la crise. Je suis convaincu que nos efforts finiront par payer.

Le temps du trajet, je conclus

Le pas-de-porte de l'hôpital franchi, le badge rendu, je rentre. Sur le trajet, mes mains tremblent encore un peu sur le volant. C'est le moment où l'ethnographe, jusque-là happé par les gestes, prend de la distance avec ce qu'il a vu. Il me faut maintenant revenir à la situation que ce livre a placée en ouverture – l'avant-propos – et au mail du chef de clinique

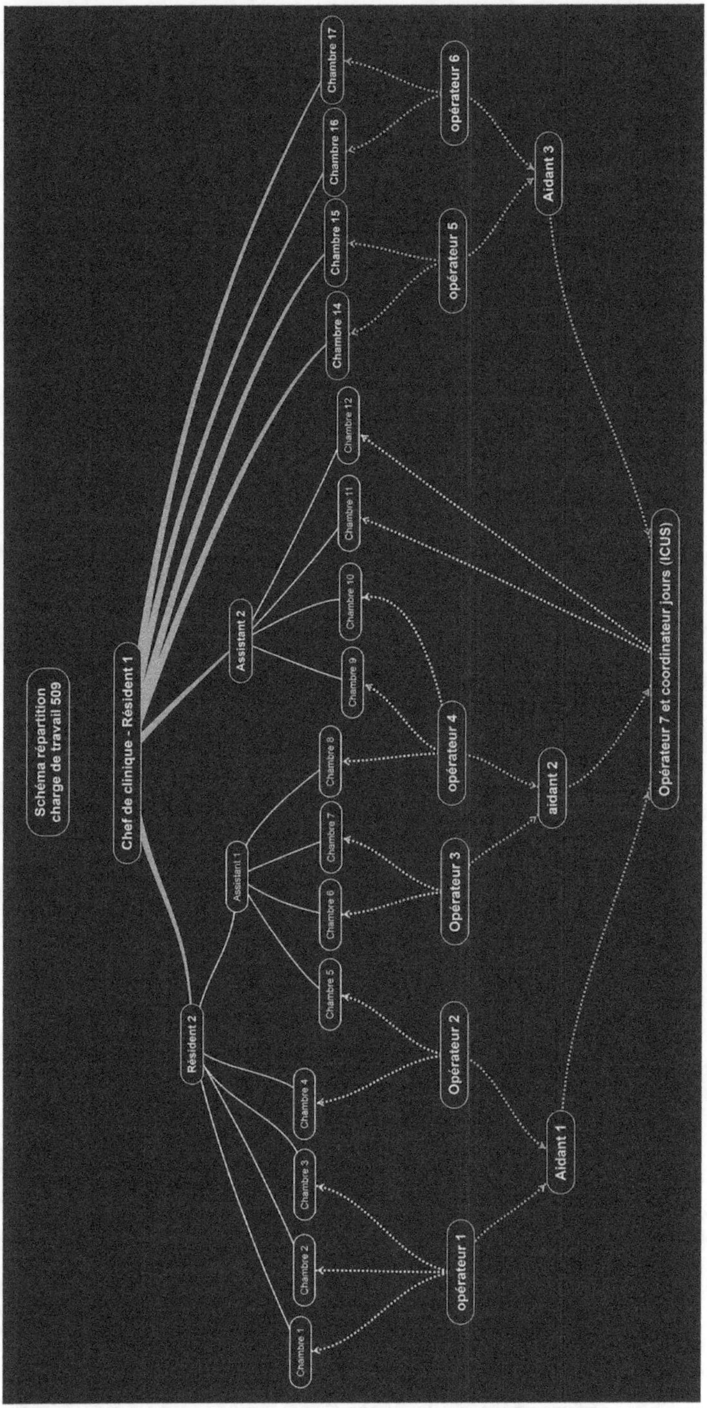

Figure 47. Schéma sur l'organisation de la charge de travail 509

du 24 août 2020 : « idiote, imbécile..., crie un médecin-chef d'unité en direction d'une infirmière. » Cette scène n'était pas anodine. Elle est le révélateur, à l'échelle d'un instant, de tout ce que cette ethnographie permet de mettre au jour.

Pour démêler ce qui s'y joue, il faut tenir trois fils en même temps. Le premier est celui de la hiérarchie formelle de l'hôpital – l'organigramme, les statuts, les financements ; j'en ai donné la cartographie au fil du livre, et je la résume ci-après (figure 56, ci-contre). Le deuxième est celui d'une hiérarchie informelle, autrement plus puissante, que je nommerai sédufidélité et qui, par séduction et fidélité réciproques, organise au quotidien les rapports entre soignants. Le troisième est celui de la rupture : que se passe-t-il quand cette sédufidélité ne tient plus – parce qu'elle est suspendue par un soignant réflexif, parce qu'elle est rendue impossible par la syndémie, ou parce que l'État lui-même ne tient plus son contrat éthique avec ses soignantes ?

Cette conclusion analytique se déploie en six temps. Je décris d'abord le schéma pyramidal et son envers (§1). J'expose ensuite le concept de sédufidélité (§2) et ses trois figures professionnelles (§3). Je reviens à l'épisode de l'injure pour montrer ce qu'il révèle du dispositif (§4). Je mesure ensuite à quel point la syndémie a ébranlé cet ordre (§5). Enfin, je tire les implications de cette enquête pour la démocratie sanitaire et le biopouvoir contemporain (§6) – point d'appui à partir duquel s'ouvrira la conclusion générale.

§ 1. Le schéma pyramidal et son envers

Le schéma de la figure 56 donne à voir l'organisation officielle du service et son inscription dans les structures régionales et nationales du système de santé belge. Sa forme est pyramidale : à la base, la main-d'œuvre – les infirmières ; au sommet, les figures d'autorité – médecins, gestionnaires, ministres successifs de la Santé (Maggie De Block, puis Frank

Vandenbroucke), Premiers ministres (Sophie Wilmès, puis Alexander De Croo). Ce schéma, qui n'est pas sans nous rappeler la hiérarchisation militaire, est généralisable à l'échelle nationale : il éclaire la structure locale dans ses dimensions à la fois sociales et politiques.

Le mot qui revient sans cesse dans ce travail – changement – trahit la logique propre de cette pyramide. Il renvoie à l'action (« faire ») et signale les origines utilitaristes du monde de la santé, fondé sur une main-d'œuvre productrice – de soin, mais aussi de norme. Cette norme, héritée de l'histoire de la santé publique et de l'hygiénisme, façonne la culture hospitalière locale et se reproduit à l'échelle nationale.

L'histoire récente des hôpitaux illustre ce glissement : d'une logique de stock, où la durée et la stabilité primaient, à une logique de flux tendu, où la rentabilité domine. Stiegler (2021) appelle « inhospitalier » l'hôpital qui en résulte : institution capitalisée dont la main-d'œuvre supporte le coût. Hermesse (2020) en donne la formule sociologique : ce que nous appelons « crise » ou « changement » est en fait « la conséquence normale d'un fonctionnement anormal » (p. 57).

Sur mon terrain, ce diagnostic s'est vérifié au mètre carré. Les transformations observées dans les unités 607a, 607b, 607c et 509 – pénurie chronique de personnel, surcharge de travail, conditions dénoncées depuis des années – ont obligé les infirmières à inventer des ruses professionnelles pour maintenir, contre l'institution, une qualité de soin acceptable. La pyramide formelle, avec ses titres, ses fonctions et ses fiches de poste, ne dit donc qu'une partie de l'histoire. Pour comprendre comment, malgré tout, le service tient encore debout, il faut chercher ailleurs : dans une économie symbolique souterraine, faite de regards, d'allégeances et de gestes appris. C'est ce que je nomme sédufidélité.

§ 2. La sédufidélité : une économie symbolique du faire et de la séduction

Je propose le terme sédufidélité – contraction de séduction et de fidélité – pour désigner l'opérateur politique qui organise informellement les rapports de pouvoir au sein de l'unité de soins intensifs, et plus largement de l'hôpital belge contemporain. Le néologisme a une fonction précise : distinguer ce mécanisme professionnel de la séduction charnelle, à laquelle le mot renvoie habituellement, et l'inscrire dans le champ d'une anthropologie politique de la santé.

Le mécanisme se laisse décrire simplement. L'infirmière, dépendante symboliquement du médecin – référent ultime de la science et du « bon soin » –, mobilise une stratégie continue pour attirer son regard, son appui, sa reconnaissance. Cette stratégie n'est pas dirigée vers le médecin pour elle-même, mais pour son patient : si je veux que mon médecin s'intéresse à mon patient, encore faut-il que mon médecin s'intéresse à moi. Le mécanisme opère également entre pairs : l'infirmière qui parvient à faire venir le médecin au chevet de son patient affirme, par ce geste, sa compétence et sa position dans le groupe. Celui qui doit être séduit occupe la position supérieure ; celui qui séduit légitime son rôle par l'expérience, l'utilité et le faire.

Cette dynamique s'enracine dans des rapports de genre historiquement construits. Dans Beautés imaginaires (2010), Pierre-Joseph Laurent met en évidence que, la beauté et la séduction ne relèvent pas seulement de registres esthétiques ou individuels, mais participent d'un véritable dispositif social et politique. Il désigne comme « opérateur politique de la beauté » le mécanisme par lequel ces qualités contribuent à produire de la reconnaissance, à renforcer l'esprit de corps et à structurer les hiérarchies, tout en jouant un rôle central dans les formes locales de sécurité sociale, profondément ancrées dans des logiques culturelles et sociales. Je transpose ici son intuition à l'hôpital : « être séduit » devient la preuve d'excellence professionnelle ; « savoir séduire » devient un capital social qu'on accumule au fil de la carrière. La hiérarchie informelle du monde hospitalier ne se fonde donc pas seulement sur les titres ou les fonctions ; elle se fonde sur la maîtrise de cette économie symbolique du faire et de la séduction. C'est elle qui, sous couvert de changement permanent, assure la stabilité et la reproduction des rapports de pouvoir.

Cette ruse ne s'apprend pas en école : elle s'incorpore. Elle se transmet par la pratique, l'expérience, le mimétisme (Ingold, 2012) et la reproduction sociale (Bourdieu, 1971) – autrement dit, c'est un savoir incorporé, intériorisé progressivement dans la trame des interactions quotidiennes. Sa visibilité est d'ailleurs maximale chez les plus jeunes, encore peu enculturés. Les infirmières nouvellement intégrées au service confondent parfois la séduction professionnelle et le flirt amoureux ; les médecins et assistants jouent eux aussi de cette ambiguïté, au point que la parade amoureuse devient parfois une composante de l'interaction. Le regard expérimenté des anciennes – ce que mes collègues appellent « le coup d'œil » – sait distinguer ce qui relève d'une stratégie de corps de ce qui ressort d'une affaire personnelle. C'est précisément ce travail de discernement qui marque l'entrée dans le métier.

Sous le concept de séduction se loge une seconde logique : celle de la fidélité, qui en stabilise les effets. Fidélité à un médecin plus expérimenté, à un pair de même génération, au médecin-chef, selon les configurations. Comparable à l'allégeance d'un soldat à son supérieur ou d'un fidèle à une figure d'autorité, elle n'est pas pure soumission : elle participe d'un ordre collectif sans lequel la prise en charge du patient deviendrait impossible. Sans confiance réciproque, on ne pourrait ni garantir la présence du médecin sollicité de toutes parts, ni hiérarchiser ses interventions. La confiance, construite dans la durée, permet aux médecins d'évaluer l'urgence réelle de leur présence ou de leur absence. Comment, sans cette fidélité, un tel mécanisme pourrait-il avoir tenu sur plusieurs siècles d'histoire hospitalière commune ?

Laxenaire (2004, p. 3)

« Séduction vient du latin seducere, qui signifie "conduire à l'écart ou amener à soi". Séduire, c'est tirer quelqu'un à l'écart du groupe avec lequel il se confondait, le sélectionner, le persuader qu'il est unique, remarquable, et qu'il a été remarqué. Ceci dit, la séduction opère de deux façons différentes, voire opposées : de façon active, quand une personne cherche à s'imposer à une autre par des moyens qui vont de la manipulation violente à la persuasion douce ; de façon passive, quand quelqu'un cherche à attirer une personne vers soi ou, comme le dit le langage populaire, à "la prendre dans ses filets". La manière active est qualifiée de virile, la seconde de féminine. Séducteur d'un côté, séductrice de l'autre. »

L'encadré ci-dessus permet de positionner la sédufidélité vis-à-vis de la définition classique du mot. À rebours de la grille proposée par Laxenaire (2004) – où l'actif est viril et le passif féminin –, j'avance ici que, dans le contexte hospitalier, c'est bien la femme qui séduit l'homme, et non l'inverse. L'infirmière, majoritairement femme, séduit le médecin, majoritairement homme, pour faire advenir le soin de son patient. Cette analyse prolonge celle de Laurent (2010) sur la société Mossi : c'est la femme qui donne au pouvoir masculin les conditions de sa sécurité sociale. Mais il y a ici un déplacement essentiel – le don n'est pas orienté vers la reproduction d'un ordre social traditionnel ; il est orienté vers la prise en charge du plus fragile. La séduction devient une ressource relationnelle au service du soin, inscrite dans une société capitaliste et néolibérale où l'efficacité, la disponibilité et la protection des vulnérabilités sont étroitement liées. C'est cette torsion qui fait la spécificité de la sédufidélité.

§ 3. Trois figures de l'infirmière, trois rapports au pouvoir

Si l'opérateur de séduction fonde la première strate de la hiérarchie hospitalière, il n'en épuise pas la complexité. La vie ordinaire du service en révèle plusieurs autres, parfois concurrentes : hiérarchie des priorités professionnelles, où la technicité prime souvent sur la relation au patient (le cure avant le care) ; hiérarchie des risques, qui s'exprime dans la tension entre exposition et protection (« j'entre dans la chambre ou je n'entre pas ? ») ; hiérarchie du vécu, où l'expérience des crises devient un marqueur de légitimité (« j'ai connu pire : les attentats, Ebola, l'humanitaire... ») ; hiérarchie des revendications, enfin, où la résistance au pouvoir médical ou aux décisions de direction constitue un capital symbolique spécifique. Ces différents registres agissent comme autant de curseurs qui positionnent les individus dans l'espace social du soin.

À une échelle méso et macro, ces curseurs cristallisent trois figures idéales-typiques de l'infirmière. L'infirmière qui fait, ancrée dans la pratique du soin. L'infirmière qui pense, appartenant au corps enseignant ou à la direction et détentrice du savoir théorique. L'infirmière qui est, figure identitaire façonnée par l'histoire et les représentations du soin. Ces trois catégories n'existent pas pures dans le réel – chaque soignante en porte un peu de chacune ; elles éclairent néanmoins la manière dont se reproduisent, au sein de la profession, des distinctions sociales et symboliques qui opposent la pratique à la théorie, l'expérience au savoir, et l'exécution à la décision.

Pour penser cette opposition, je m'appuie sur le couple « pensée sauvage / pensée domestique » de Lévi-Strauss (1962). La direction et le corps enseignant incarnent l'infirmière qui pense, dépositaires d'un savoir « domestique » – rationalisé, codifié, transmissible par l'écrit. À l'opposé, l'infirmière qui fait incarne une forme de pensée sauvage : elle agit en situation, ajuste, bricole, résout dans l'instant des problèmes que la procédure n'a pas anticipés. Son agir professionnel demeure pourtant subordonné à une autorité – le médecin, référent scientifique et représentant de l'État – qui définit la légitimité du savoir médical et, partant, celle de son action.

Ce dispositif rend intelligible le contenu et la géographie des revendications portées par les infirmières praticiennes contre leur direction et les autorités politiques. Les soignantes contestent un encadrement perçu comme déconnecté du quotidien et revendiquent au contraire la valeur du faire, du geste, de l'expérience. Le noyau dur du mouvement infirmier se situe en conséquence dans les espaces où la technicité et la charge symbolique du soin sont les plus intenses : services d'urgence et unités de soins intensifs, véritables lieux de cristallisation du « faire hospitalier ». D'autres espaces, comme la salle d'opération ou le service d'imagerie, participent de cette dynamique mais selon une logique distincte, structurée non plus autour du médecin de service mais du chirurgien – figure centrale d'un autre ordre symbolique, dont Marie-Christine Pouchelle a donné la grammaire dans L'Hôpital, corps et âme (2003) et Voyage en pays de chirurgie (2019).

§ 4. Quand la sédufidélité bascule : l'épisode de l'injure

Cette hiérarchisation, je l'ai éprouvée dans ma chair. L'épisode rapporté en avant-propos en condense le mécanisme. À une question posée à un médecin sur la pertinence d'un test de dépistage du COVID-19 – non pour contester son autorité, mais pour déterminer la mesure d'hygiène adéquate afin de protéger les patients et l'équipe –, j'ai déclenché, sans l'avoir mesuré, une dissonance hiérarchique. En adoptant une posture réflexive et critique, je me suis trouvé à occuper non plus la position d'infirmier praticien (celui qui exécute), mais celle d'infirmier professeur (celui qui analyse) ; autrement dit, j'ai brièvement endossé un rôle de pair questionnant les fondements de l'action.

Ce déplacement identitaire a rendu impossible la réaffirmation du rapport hiérarchique implicite. Privé de la possibilité de se re-positionner au-dessus de moi dans l'échelle symbolique ordinaire, le médecin a recouru au discrédit verbal – l'injure (« idiot », « imbécile ») – comme dispositif de réassignation sociale. Ces insultes ne sont pas anecdotiques : elles visent l'intelligence et, par extension, la légitimité du penser. Elles renvoient l'infirmier à son rôle supposé d'exécutant dépourvu de réflexivité, c'est-à-dire à la place de l'infirmière qui fait – et seulement qui fait. Dès qu'elle se voit menacée, la hiérarchie réaffirme son ordre par la parole, en restaurant la frontière entre le savoir intellectuel et le faire subalterne. Au passage, la catégorie du « sauvage » – celle qui agit sans savoir – est réactivée comme dispositif de domination symbolique.

Cette violence structurelle traverse en réalité l'ensemble du champ du soin. Elle n'est pas le fait d'un médecin particulier, mais la conséquence ordinaire d'un dispositif qui place l'infirmière dans une position d'ambiguïté identitaire – à la fois praticienne, soignante et réflexive – sans lui en reconnaître pleinement les trois dimensions. J'ai consacré un travail antérieur (Bonneels, 2021, Cosmologie infirmière. Des mécanismes aux conséquences socio-politiques de la fabrique des catégories) à cette ambiguïté identitaire ; elle ne sera donc qu'esquissée ici. Retenons simplement que cette ethnographie en fournit les premiers matériaux empiriques : les tensions relationnelles observées permettent d'inférer un mode de structuration du pouvoir fondé sur la confrontation entre le faire et le penser.

L'épisode de l'injure a une variation, qu'il me faut raconter pour donner à la sédufidélité son volume complet. Quelques semaines plus tard, une infirmière du service voisin, que j'appellerai Kelly, m'ordonne sur un ton particulièrement agressif de venir l'aider. Sur le moment, je mets cette agressivité sur le compte de la fatigue. Bien plus tard seulement, j'apprendrai que Kelly est la compagne du médecin qui m'avait insulté. Ce détail, faussement périphérique, montre à quel point la sédufidélité n'est pas une stratégie individuelle mais un dispositif collectif qui se prolonge bien au-delà du service.

Pour penser l'ensemble de ce dispositif, il est utile de convoquer Jaffré et Olivier de Sardan (2003) et leur catégorie des inhospitaliers : ceux qui, par leur fonction même, produisent l'hospitalité paradoxale de l'hôpital – hospitalité contractuelle, réglementée, et qui peut, à tout moment, basculer dans son contraire. La fiction médicale, d'Urgences à Hippocrate en passant par Dr House, New Amsterdam, Scrubs, Chicago Med ou Nurse Jackie, ne dit pas autre chose : elle romance certes, mais elle saisit la proximité statutaire et symbolique entre médecins et infirmières – proximité que la sédufidélité ordonne en dépendance asymétrique.

§ 5. Rupture syndémique : la sédufidélité à l'épreuve

La sédufidélité est un repère organisationnel forgé sur le temps long. Précisément pour cela, deux années de syndémie l'ont profondément ébranlée. Les changements incessants – fermetures et ouvertures d'unités, déménagements de matériel, réaffectations à la journée –, l'incertitude clinique sur la COVID-19, le stress et l'épuisement ont produit une désorientation massive chez les soignants. Cette perturbation a inversé les hiérarchies habituelles : une infirmière expérimentée s'est vu contrainte de solliciter, parfois amèrement, l'aide d'un plus jeune; les figures fidélisées (médecin-chef, pairs anciens) se sont effacées au profit d'interlocuteurs nouveaux et changeants. Le mécanisme qui, jusqu'alors, garantissait la prise en charge du patient s'est trouvé sans prise.

Comment, dès lors, restaurer la confiance sans rompre les allégeances antérieures par une nouvelle séduction ? Comment s'attacher à un nouveau médecin-chef sans trahir la fidélité à celui de l'ancienne unité (607A, 607B ou 607C) ? Comment séduire les jeunes assistants dans un contexte de mutations incessantes ? Pour beaucoup, ces équations sont restées insolubles. Les burnouts se sont multipliés – ils sont aujourd'hui le mode ordinaire de sortie du métier. La revendication collective a émergé en réponse à cette impossibilité, jusqu'au sommet de l'État. Elle s'est cristallisée dans une posture éthique inflexible : « Non ! Nous ne serons pas infidèles. Nous avons de l'honneur et resterons fidèles à nos patients, quoi qu'il en coûte. » Ou, dit autrement : « Nous soignerons nos patients, quoi qu'il en coûte, et vous devez nous en donner les moyens ! »

Cette inflexion appelle deux remarques théoriques. La première : la sédufidélité institue, comme telle, un rapport patriarcal. L'infirmière – historiquement et statistiquement femme – se place au service du médecin – historiquement et statistiquement homme – pour le patient ; elle accepte une domination fonctionnelle au nom du soin. Ce rapport prolonge, en la modernisant, la généalogie religieuse de la profession que Véga (1997) a documentée : la mère supérieure face au père-docteur. La sédufidélité produit ainsi à la fois la hiérarchisation professionnelle et les normes morales et déontologiques qui l'accompagnent. La seconde remarque tempère la première : ce rapport n'est tenable qu'à des conditions précises, qui relèvent d'une éthique du soin – la fidélité au patient prime sur toute autre allégeance, et la séduction n'a de sens qu'en tant qu'elle garantit la qualité de la prise en charge. Sans cette éthique-cadre, la sédufidélité dégénère en pure soumission ; avec elle, elle devient un dispositif de résistance.

Greene (2019), L'Art de la séduction

« Les conquêtes amoureuses sont rarement dues à de grossiers stratagèmes : ceci attire à tous les coups les soupçons. Elles tiennent au caractère du séducteur lui-même, à sa capacité de fasciner, d'attirer, de susciter chez l'autre des émotions incontrôlables. Hypnotisé, la proie ne s'aperçoit pas de la manipulation dont elle est l'objet. C'est alors un jeu d'enfant que de la faire sortir du droit chemin et de la conquérir – de la séduire. » L'auteur recense neuf profils de séducteur – la sirène, le libertin, l'amant idéal, le dandy, l'éternel enfant, la coquette, le charmeur, la figure charismatique, la star.

Je cite Greene (2019) à dessein. Sa typologie populaire, qui réduit la séduction à une stratégie individuelle de conquête amoureuse, montre par contraste tout ce que la sédufidélité n'est pas. Elle n'est ni individuelle (c'est une grammaire collective), ni amoureuse (elle vise le soin du patient), ni manipulatrice (elle s'assume publiquement comme ruse au service de l'éthique infirmière). Le glissement des registres – du séducteur intime au dispositif professionnel – n'est pas un jeu de mots. Il est ce qui permet à la sédufidélité de tenir, dans la durée, sans qu'on lui reproche d'être ce qu'elle n'est pas.

Ces conditions éthiques deviennent particulièrement visibles lorsque l'éthique infirmière entre en tension avec l'éthique médicale. Pour saisir cette dynamique, il faut rappeler que la formation médicale privilégie l'art de guérir (cure), tandis que l'infirmière reste attachée à l'art de soigner (care). Cette dualité s'exprime avec acuité dans l'accompagnement de la mort. Lors des derniers instants d'un patient, les médecins prescrivent ordinairement un protocole standard – morphine et midazolam (Dormicum) en doses initiales faibles, augmentées progressivement selon les douleurs signalées. Ce processus, qui retarde mécaniquement l'agonie, constitue en réalité le « temps de résilience » du médecin : il doit intérioriser son échec à guérir et consentir à laisser le patient « passer de l'autre côté ». L'infirmière, en revanche, peut suspendre toute sédufidélité en cours si elle juge la souffrance excessive. Cette décision unilatérale génère souvent des conflits vifs lorsque le médecin rechigne à suivre son injonction.

Ce désaccord est l'une des rares ruptures structurelles du contrat de sédufidélité que mon enquête a documentées. Il oppose frontalement l'art du soin à l'art de la guérison, les soins palliatifs au temple du curatif, le care au cure. C'est l'instant où toute l'ambivalence identitaire de l'infirmière se résorbe au profit de son impératif supérieur : le patient. Deux conclusions théoriques en découlent. Premièrement, l'infirmière en soins intensifs – aussi technicienne soit-elle –

demeure rattachée à son art originel : le soin, même lorsqu'il est intensif et hyper-technicisé. Deuxièmement, cette identité reste incomplète si elle ne peut s'étendre à une prise en charge globale du patient – accompagner les familles dans le deuil, ritualiser les adieux, maintenir l'humanité dans l'institution. C'est précisément cette fidélité au soin holistique qui explique la mobilisation sans précédent des infirmières durant la crise. Elle expose aujourd'hui un risque majeur : celui d'une rupture dans la sédufidélité qu'elles entretiennent indirectement avec leurs employeurs, les directions hospitalières, les ministres de la Santé et l'État.

§ 6. De la sédufidélité au biopouvoir : enjeux pour la démocratie sanitaire

La crise sanitaire a provoqué une inversion remarquable du rôle de la santé publique. Pensée jusque-là comme une fonction en amont de l'hôpital – prévention, hygiène collective, épidémiologie de population –, elle s'est, durant deux ans, déployée au cœur même de l'hôpital de référence : c'est depuis le 509, depuis le bureau central des intensivistes, depuis les cellules d'hygiène, que se sont édictées les règles applicables à toute la nation (CODECO, port du masque, CST). L'hôpital est ainsi devenu un royaume autonome ; ses supérieurs hiérarchiques, investis d'une autorité déléguée par l'État, sont devenus les référents ultimes de la décision politique et scientifique. Cet amalgame met en tension le biopouvoir médical et une gouvernance sociale globalisée.

À l'échelle micro de l'ethnographie, cette dynamique s'est traduite par un effondrement des repères professionnels. Confrontés à leur impuissance face à la COVID-19, les soignants ont remis en cause leur propre statut de guérisseurs. Privés de leurs coéquipiers fidèles – médecins, infirmières, collègues –, ils se sont retrouvés désarmés, seuls face à la mort. Cette désagrégation de la chaîne hiérarchique les a conduits à interpeller directement le sommet de l'État, avec lequel existait un contrat tacite : l'infirmière se met au service des citoyens si l'État garantit l'approvisionnement en matériel, la protection contre les menaces extérieures et le respect des principes éthiques et déontologiques de la profession. Quand ce contrat n'est plus tenu, c'est la sédufidélité elle-même qui se rompt – non plus à l'échelle interpersonnelle (médecin / infirmière), mais à l'échelle politique (citoyenne / État).

Habituées à opérer au bord du précipice, sur la ligne séparant les vivants des morts, les infirmières des soins intensifs ont, durant cette crise, perçu un basculement irréversible : la mort gagnait du terrain, le filet de sécurité institutionnel s'effilochait, et elles-mêmes risquaient la chute. À travers cette défaillance symbolique des soignantes, c'est toute la société contemporaine qui vacille. Les « warriors de la réanimation », détentrices d'un biopouvoir ultime grâce à la sédufidélité, incarnent l'avant-garde de la vie. Si elles échouent, avec toute la technologie et la biopolitique à leur disposition, qui donc peut encore tenir ?

Paltrinieri (2013), citant Hardt et Negri

« Le biopouvoir se tient au-dessous de la société, il est transcendant, à l'image d'une autorité souveraine, et il impose son ordre. La production biopolitique est en revanche immanente au social ; elle crée des relations et des formes sociales à travers des modalités de travail coopératives. » (Voir Michael Hardt, Antonio Negri, Multitude. Guerre et démocratie à l'âge de l'Empire, Paris, La Découverte, 2004, p. 121.)

Cet encadré donne à voir le déplacement théorique que la crise rend nécessaire. Là où le biopouvoir foucaldien s'impose d'en haut comme autorité souveraine, la production biopolitique des soignants relève au contraire d'une coopération immanente au social : c'est à hauteur d'infirmière, dans la routine des chambres et des transmissions, que se fabriquent les formes sociales du soin. La sédufidélité est, en ce sens, une figure de la production biopolitique – elle ne descend pas du sommet, elle monte du chevet.

Ce grand vide existentiel ouvert par la crise interroge la finitude humaine elle-même : la syndémie frappe même celles qui détiennent, par l'expérience accumulée de la sédufidélité, un biopouvoir réputé absolu. Cette pensée prométhéenne a imprégné l'hôpital durant les premières et deuxièmes vagues. La santé publique a alors agi sur les couches psychologiques de protection de cette avant-garde et provoqué un changement normatif majeur : le biopouvoir médical masculin (le médecin) a montré ses limites, tandis que le soin holistique féminin (l'infirmière) a émergé comme réponse nécessaire. La crise a pourtant révélé l'impuissance de l'un comme de l'autre : absence des familles, prohibition du contact physique avec les patients ou entre collègues, peur de transmettre le virus « invisible » à la maison. La CEO de l'hôpital Saint-Jean à Bruxelles résume cette angoisse : « La difficulté de cette crise, c'est sa longueur et la peur de ramener ça chez nous, à nos enfants. » Le soin holistique, fondement de l'identité infirmière, s'est trouvé dans l'incapacité de garantir une prise en charge éthique et de qualité.

Canguilhem (1966)

« L'histoire de l'homme serait celle d'un être capable de structurer son milieu à travers le dépassement de normes biologiques et la création de normes sociales. »

Pour penser ce bouleversement paradigmatique, je m'appuie sur une généalogie philosophique. Darwin (1887) critique la théologie naturelle ; Canguilhem (1966) et Foucault (1969) interrogent la rationalité naturaliste qui en hérite ; Douglas (1986) montre comment cette rationalité sert l'institution en définissant le « normal ». Or, sur mon terrain, le changement permanent inverse précisément ce rapport : il révèle non pas la stabilité du « normal », mais les imperfections du biopouvoir – ses défauts structurels, ses déséquilibres sociaux. L'effondrement des soignants met en lumière leur nécessité absolue : protéger l'humanité, l'État et la démocratie de leur propre fin possible.

Une question politique se pose alors, que je laisse ouverte : cette « avant-garde » des derniers soubresauts de la vie demeure-t-elle aux mains du biopouvoir patriarcal ? L'infirmière, incarnation symbolique de la femme, détient aussi la capacité de donner la vie. Cette réflexivité fondamentale – qui a tant fait défaut durant la crise – permet-elle de masquer les manquements structurels du système ? L'ethnographie menée ici, initialement conçue pour ouvrir les portes d'un lieu de non-droit, invite précisément à poser ces questions critiques. Le biopouvoir patriarcal rend-il impossible des soins de qualité ? Une science technicienne écrase-t-elle l'art relationnel indispensable au soin ? Les ambiguïtés identitaires de l'infirmière ne seraient-elles qu'un écran permettant à cette rationalité instrumentale de perdurer, suspendue entre la vie et la mort, privant l'hôpital de son humanité ? La gestion pandémique – et non syndémique – de la crise paraît, à l'aune de ces questions, dépassée par la centralité même de la mort.

L'émergence contemporaine des revendications genrées dans la société se traduit-elle, dans le champ infirmier, par une intensification des mobilisations ? Signale-t-elle un changement sociétal profond, ou au contraire l'effondrement d'un modèle démocratique, en écho à la montée des autoritarismes qui marque la fin d'un cycle historique ? Autrement dit : les femmes des soins intensifs portent-elles, symboliquement, la responsabilité de l'avenir de l'humanité sans en recevoir les moyens, du seul fait de leur genre ? Je n'apporte pas ici de réponse – l'ethnographie pose les questions, elle ne les tranche pas – mais ces questions structureront, je crois, les recherches à venir sur la profession.

Un dernier indice mérite l'attention. Le vocabulaire possessif employé par les infirmières lors des rapports – « mes patients », « ma chambre » – n'est pas une appropriation contestable. Il est le marqueur linguistique d'un don de soi constitutif : la part intime que l'infirmière investit dans chaque prise en charge, son empathie, son travail physique dont elle est la cheffe d'orchestre. Récurrent tout au long de l'ethnographie, ce déterminant surgit systématiquement lors des conflits avec les médecins ou avec toute autorité mettant en doute la qualité des soins. Il cristallise l'éthique fondamentale qui sous-tend leur engagement – soigner tous, du mieux possible – et donne à la sédufidélité son ancrage le plus intime.

Or la crise syndémique met cette éthique à rude épreuve. L'évocation, dans la presse, de la nécessité d'un triage des patients en constitue la preuve la plus brutale : quand « mes patients » deviennent statistiquement non-soignables, le contrat éthique originel se fracture, et l'hôpital s'expose à sa propre déshumanisation.

Le Soir / France info

« Coronavirus : le scénario du pire imposera de trier les patients dans les hôpitaux » (Le Soir). « COVID-19 : peut-on dire qu'il n'y a pas eu de tri des patients à l'hôpital, comme l'affirme Emmanuel Macron ? » (France info).

Récapitulons. La sédufidélité s'impose comme une norme constitutive du rapport de pouvoir dans le « prendre-soin ». Elle structure le fonctionnement ordinaire de l'hôpital, définit les allégeances, les hiérarchies et les ruses qui garantissent la continuité du soin. Mais elle a des limites objectives – surcharge, impuissance face à la mort, rupture des contrats éthiques. Quand ces limites sont franchies, émerge une forme nouvelle, encore peu nommée : la désobéissance civile soignante. L'épisode de la « haie de déshonneur », sur lequel je suis revenu plus haut, illustre ce basculement. Il marque la naissance d'un changement normatif porté par une compétence professionnelle inédite – que je propose d'appeler désobéissance ordonnée. Les infirmières, traditionnellement placées dans une logique de séduction et de fidélité, se réapproprient alors une légitimité subversive, fondée sur leur proximité unique avec la souffrance et la mort.

Une suite à cette ethnographie sera nécessaire pour déployer pleinement cette thèse – elle est en cours, sur le terrain des associations professionnelles et de l'association syndicale nationale infirmière. Ce premier essai en pose les fondations : l'élaboration du concept de sédufidélité, la démonstration de son ébranlement profond durant la crise, et l'hypothèse d'un nouveau régime d'action – la désobéissance ordonnée – qui en émerge.

« La normalisation en question » : tel est, depuis les premières pages, le fil conducteur de cette enquête.

Johan Demuynck[103]
Directeur de la Zorgbedrijf (société des soins) d'Anvers
La pénurie d'infirmiers dans les hôpitaux suscite un problème mondial : « Il n'y a pas de personnel. »
Hier, on apprenait que le nombre de lits occupés en soins intensifs pour COVID-19 amorçait enfin une baisse. En Belgique, mais aussi partout dans le monde, les unités s'inquiètent tout de même d'être submergées, notamment à cause d'une pénurie au niveau des infirmiers.
« Nous sommes confrontés chaque jour à une pénurie de personnel. Il y a environ 1 700 employés permanents au travail par jour. Mais en plus de cela, nous avons 80 personnes sous contrat étudiant et 20 à 30 autres personnes en intérim. Au total, nous avons donc besoin de 110 personnes supplémentaires pour pouvoir offrir des soins de qualité. »

Une crise mondiale
Cette pénurie, qui est déplorée partout à travers le monde, ne date pas d'hier et la pandémie n'a fait qu'intensifier la problématique. Six millions d'infirmiers manquaient dans les hôpitaux avant le début de la crise, et 20 à 30 % des infirmiers en place souhaiteraient quitter leur poste dans l'année, ce qui représente 27 millions de ces soignants.
(...)

103 https://fr.metrotime.be/belgique/la-penurie-dinfirmiers-dans-les-hopitaux-suscite-un-probleme-mondial-il-ny-pas-de-personnel?

CONCLUSION GÉNÉRALE

L'HÔPITAL, MIROIR BRISÉ DE L'HUMANITÉ

La gestion de la crise sanitaire en Belgique s'est construite dès l'origine sur le paradigme hospitalier biomédical : on a géré la nation comme un hôpital. Or, dans ces lieux, l'uniforme traditionnel – la blouse blanche, mise en scène dans la campagne du « Fonds blouse blanche » – s'est révélé dérisoire face au virus. Les soignants ont réclamé des protections radicales : combinaisons complètes avec filtres à air (PAPR), garanties étatiques de sécurité. Cette crise révèle un besoin urgent de revaloriser la caring class, au risque de voir s'effondrer la classe moyenne qui structure la société (Graeber, 2020).

Chaque jour accentue pourtant la fracturation : une charge émotionnelle négative croissante, un sentiment d'abandon inconsolable, ponctué de trahisons symboliques comme la « haie de déshonneur ». Ces blessures expliquent l'hécatombe de burnouts recensés en 2020. Le discours politique – « scandale, on a confiné pour protéger les plus faibles, mais on les a euthanasiés, on les a laissés crever » – exprime cette rupture viscérale.

Cette charge émotionnelle cristallise l'effondrement de la capacité étatique à protéger la nation dans son bastion symbolique : l'hôpital de référence pour maladies hautement contagieuses. Le soignant ne peut plus laisser cette insoutenable réalité au vestiaire. Il repart en citoyen actif, porteur d'un goût amer envers l'État-employeur, alimentant « The Big Quit », la grande démission. Les revendications sociales s'accumulent, insatisfaites.

En quittant l'hôpital, je ne me sens pas citoyen en sécurité : la guerre est à nos portes, face à une dérive autoritaire masquée par des boucs émissaires successifs. Le masque ne trompe personne : nous ne sommes pas dupes. L'ethnographie l'enseigne : le soignant, même réduit au statut d'ouvrier « sauvage », soignera son patient envers et contre tout, prêt s'il le faut à se retourner contre celui auquel il avait accordé sa fidélité – l'État.

« Les soins intensifs ? Les gens ne veulent pas savoir ce qui s'y passe, cela fait peur, c'est la mort. » Est-ce cela que l'on dissimule derrière les portes de l'unité 509 COVID-19 ?

Assiste-t-on au retour d'un paternalisme médical doublé d'une biopolitique gestionnaire des corps, où pouvoirs médicaux, politiques et économiques définissent un « bien » imposé aux sujets assujettis ? La démocratie sanitaire – modèle participatif patient/soignant, acquis de haute lutte depuis Nuremberg – semble s'effacer. Tout est en jeu dans ce moment de bascule catastrophique : « L'enfer est pavé de bonnes intentions. »

Les soins intensifs incarnent le lieu symbolique de la technologie au service de l'humanité, de l'anthropocène triomphant face à la mort. Si le matériel se retourne contre nous – insuffisance des masques, inefficacité des dispositifs et bientôt l'intelligence artificielle –, la maîtrise prométhéenne s'effrite. N'est-il pas temps d'accepter nos limites ?

Plutôt que de perpétuer la sédufidélité, une recherche-action impliquant l'ensemble des soignants pourrait prospecter un autre rapport de pouvoir, plus vertueux, pour le « prendre-soin » de demain. Ce premier essai ouvre la voie : la normalisation hospitalière est en question.

Olivier Servais[104]

Graeber s'est éteint alors qu'il finissait un ouvrage sur ce qu'il désignait comme les caring classes *: toutes ces personnes qui prennent soin des autres, soignants, enseignants ou travailleurs sociaux. Des professions essentielles, difficiles, applaudies en avril 2020 au début de la crise COVID-19, et pourtant sous-financées, dévalorisées ou pressurisées par les logiques de rendement. Des professions qui, sans ménagement, ont dû s'adapter à la COVID-19, mais aussi au manque de moyens chroniques, à la pression à continuer vaille que vaille pour que le système puisse se perpétuer (soigner, former ou soutenir) à tout prix.*

Le Spécialiste[105]

COVID-19 : le personnel hospitalier court trois fois plus de risques... et sa famille aussi

Les professionnels de la santé travaillant à l'hôpital courent trois fois plus de risques d'être hospitalisés pour le COVID-19. Les membres de leur famille voient leur risque multiplié par deux. C'est ce qui ressort d'une étude récente publiée dans le British Medical Journal*. « Ce qu'ils font en ce moment est au-delà de simplement faire son boulot », a réagi le Dr Philippe Devos, président de l'ABSyM.*

104 https://www.lesoir.be/399006/article/2021-10-09/la-chronique-carta-academica-pourquoi-david-graeber-va-tant-nous-manquer

105 https://www.lespecialiste.be/fr/actualites/socio-professionnel/COVID-19-le-personnel-hospitalier-court-trois-fois-plus-de-risques-hellip-et-sa-famille-aussi-nbsp.html?

Fin de terrain

– S'il y a une deuxième crise, je prends congé. – Je ne veux pas de deuxième crise, je ne tiendrai pas. –

Pourtant, j'y suis retourné...

Fin de terrain.

– Il se referme sur eux, chaque unité, ils ont besoin d'entre-soi... – Moi, je ne veux plus être infirmier, je ne supporte plus de devoir me soumettre –

Extrait du groupe WhatsApp
Plus que jamais, j'ai rencontré, même dans les tensions nécessaires, des personnes fascinées par la beauté de ce métier et des personnes qui, fondamentalement, s'y engagent.

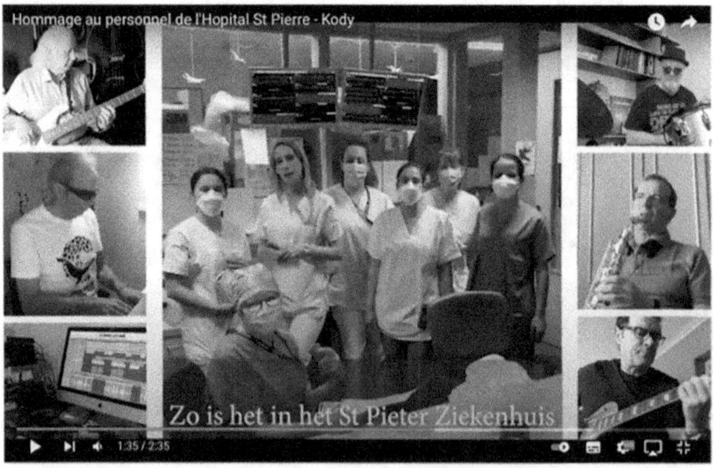

Figure 70. Chanson dédiée au 509

Hommage au personnel de l'hôpital – Kody[106]

106 https://youtu.be/_jnHy4pAEqc

REMERCIEMENTS

Je tiens à exprimer ma profonde gratitude au comité d'intervision qui m'a accompagné tout au long de cette enquête exigeante : Pierre-Joseph Laurent, Pascale Jamoule et Christine Grard. Leur soutien éclairé et leur écoute bienveillante ont été précieux pour naviguer dans les méandres de cette expérience.

Un merci immense va à tous les soignants rencontrés, avec qui j'ai échangé et vécu des situations émotionnellement intenses et lourdes. Près d'eux, je me suis engagé à restituer au monde ce que nous avons traversé ensemble. J'espère sincèrement que ces pages en rendent fidèlement compte.

Mes proches méritent aussi toute ma reconnaissance pour leur appui indéfectible durant l'enquête, l'écriture et l'édition de cet ouvrage. Leur présence a été un pilier dans les moments de doute.

Je remercie chaleureusement les directeurs de collection et les Éditions Academia pour la confiance qu'ils m'ont accordée, ainsi que l'ensemble des personnes impliquées, de près ou de loin, dans la réalisation de ce travail. Sans vous tous, rien n'aurait été possible.

GLOSSAIRE

Coccinelle : Nocolyse/Noco-spray, machine de désinfection des surfaces par voie aérienne permettant de traiter des pièces jusqu'à 1 000 m^3.

Automate : distributeur automatisé de tenue de travail.

Canule d'aspiration : petit tube souple ou rigide utilisé pour introduire un liquide ou un gaz dans une cavité naturelle ou artificielle de l'organisme. Tube souple ou rigide servant à aspirer les sécrétions dans l'arrière-gorge ou le tube endotrachéal.

Capacité de traitement : capacité nécessaire pour traiter les patients après la première prise en charge et les soins de base. Elle est exprimée en termes de nombre de lits disponibles par type de lit, de nombre de respirateurs et de salles d'opération qui peuvent être dotées de personnel dans les 15 minutes, etc. Ces données doivent être enregistrées sur la plateforme en ligne Incident Crisis Management System (ICMS ; voir Chapitre 4). https://kce.fgov.be/sites/default/files/atoms/files/KCE_335B_Capacite_hospitaliere_durant_pandemie_COVID-19_Synthese_0.pdf

Capacité réflexe : renvoie au nombre minimum de patients qu'un hôpital peut prendre en charge (sur un site hospitalier disposant d'un service d'urgences agréé) dans les deux premières heures suivant une catastrophe. Ce nombre est fixé arbitrairement à 3 % du nombre de lits agréés, pour chacune des deux heures. Cette capacité réflexe indique la capacité disponible pour l'administration des premiers soins de base.

Cathétérisme cardiaque : le cathétérisme cardiaque permet habituellement de mesurer la pression dans les cavités cardiaques et le fonctionnement du mécanisme responsable de l'apport sanguin. Il sert également à dépister des anomalies cardiaques.

Circulation extracorporelle (C.E.C) : dispositif qui, en dérivant la circulation sanguine en dehors du corps (« extracorporelle »), va shunter le cœur et les poumons. Ceci va permettre d'arrêter ces organes et de vider le sang du cœur. Les techniques d'assistance extracorporelle ou *extracorporeal membrane oxygenation* (ECMO) sont, entre autres, réalisées en sauvetage pour améliorer l'oxygénation dans les formes les plus sévères du syndrome de détresse respiratoire aiguë (SDRA).

Compliant : application avec laquelle un patient se conforme à un traitement médical. La compliance est souvent problématique chez les patients souffrant d'une maladie chronique.

Endotrachéale : l'intubation endotrachéale est un geste médical technique qui consiste à introduire un tube dans la trachée.

Épuration extrarénale : technique d'épuration sanguine extrarénale au moyen d'hémodialyseurs qui fonctionnent sur un circuit de circulation extracorporelle.

Escarre : croûte noirâtre qui se forme sur la peau, sur les plaies, par nécrose des tissus.

Esculapes : ciseaux d'urgence.

État labile : état physiologique susceptible de changer, de se transformer. Le patient est instable.

Faire un bolus : injection intraveineuse rapide d'une quantité choisie d'un médicament. Ici, un médicament hypnotique sédatif avec une seringue électronique, installée en continu. Quelques millilitres de Propofol.

Hémodynamique : partie de la physiologie qui étudie les lois d'écoulement (débit, pression, vitesse, etc.) du sang dans les vaisseaux.

Médecin intensiviste : professionnel qui travaille aux soins intensifs d'un hôpital.

Paraclinique : qui nécessite l'utilisation d'appareils ou de techniques de laboratoire. Étude paraclinique. Examens paracliniques.

Per os : par la bouche. Antibiotique administré per os.

PIC6 : automate qui délivre les médicaments et kits.

Pôle nursing : équipe infirmière qui fournit l'ensemble des soins apportés aux malades hospitalisés.

Propofol : médicament anesthésiant administré par intraveineuse, à action de courte durée et de formule CH12H18O. Utiliser le Propofol comme sédatif.

Récup : terme faisant référence à la récupération physique après les heures de travail. Peut aussi être utilisé pour signifier une récupération des heures de travail supplémentaires, qui est à différencier des jours de congé annuels.

Récupérer : facturer chez l'un ou l'autre pour garantir les prochains budgets et remboursements ainsi que l'approvisionnement du stock.

Sédufidélité : outil social stratégique et politique de l'infirmière pour prendre soin. Opérateur politique de séduction et de fidélité construisant la structure hiérarchique de la relation sociale du prendre soin dans les unités 509 de soins intensifs COVID-19.

Tégument : ensemble des tissus constituant l'enveloppe du corps des animaux, la peau de l'être humain.

Transmission ciblée : méthode pour organiser la partie narrative du dossier de la personne soignée, pour comprendre rapidement sa situation et les soins nécessaires. Sert à répondre à la fois aux exigences professionnelles et légales en matière de personnalisation des soins, mais aussi au confort des soignants en permettant un gain de temps.

Répond également au schéma du processus de soins (données, actions, résultats). Elle s'appuie sur la DDS en insistant sur les différentes phases de celle-ci : recueil – données – analyse. Objectif – plan d'action – interventions. Évaluation – résultats – réajustement. Ses critères de qualité sont la satisfaction de l'usager, la cohérence des soins du patient durant le séjour, la continuité des soins, la rapidité d'accès aux informations pour une analyse pertinente, la sécurité, le repérage des facteurs favorisant les complications, l'efficacité. Évite les répétitions. Communication concertée : interdisciplinaire.

Veilleuse : gardienne de nuit. Infirmière de nuit.

Yankauer : canule de Yankauer semi-rigide pour aspiration chirurgicale et buccale. Stérile. Longueur : 25 cm.

SIGLES ET ACRONYMES

APTT : temps de céphaline active

ARDS : Acute Respiratory Distress Syndrome (syndrome de détresse respiratoire aiguë)

BGN : bacille Gram négatif

BPCO : bronchopneumopathie chronique obstructive

CEC : voir lexique, circulation extracorporelle

CPAP : Continuous Positive Airway Pressure (ventilation en pression positive continue)

Ct : scanner thoracique

CVVH : Continuous Venovenous Hemofiltration (hémofiltration veino-veineuse continue)

DDI : Direction du département infirmier

ECMO : voir lexique, circulation extracorporelle – Extra-corporeal membrane oxygenation (oxygénation par membrane extracorporelle)

EP : embolie pulmonaire

ESV : extrasystole ventriculaire

HBPM : héparines de bas poids moléculaire

HNF : héparines non fractionnées

HTA : hypertension artérielle

ICS : infirmière cheffe de service

ICUS : Infirmière cheffe d'unité de soins

IGG : les IgG (immunoglobulines G) représentent 70 à 80 % des anticorps présents dans le sang. Elles sont produites pendant l'exposition initiale à l'antigène (souvent une bactérie ou un virus) puis augmentent en quelques semaines avant de se stabiliser.

IOT : intubation orotrachéale

IRA : insuffisance rénale aiguë

IVS : intubé, ventilé, sédaté

Lact. : lactate

NO FLOW : durée de débit cardiaque nul, avant la pratique de toute réanimation cardio pulmonaire

NSTEMI : infarctus du myocarde sans sus-décalage du segment ST

OF : Optiflow

PAPR : protection respiratoire renforcée

Peep : Positive End Expiratory Pressure (pression expiratoire positive)

PIT : Paramédical Intervention Team. Services qui composent l'aide médicale urgente. Entre l'ambulance classique et le SMUR (équipe médicale mobile), le PIT se compose d'une équipe d'infirmiers spécialisés SIAMU (soins intensifs et aide médicale urgente) et d'ambulanciers.

PUH : plan d'urgence hospitalier

SIAMU : spécialisation en soins intensifs et aide médicale urgente

STEMI : infarctus du myocarde avec sus-décalage du segment ST

TBC : tuberculose

USI : unité de soins intensifs

VAC : ventilation assistée contrôlée

VNI : ventilation non invasive

VS : ventilation spontanée

TABLE DES ILLUSTRATIONS

BIBLIOGRAPHIE

Agamben, G., Badiou, A., Bensaïd, D., Brown, W., Nancy, J. L., Rancière, J., & Žižek, S. (2009). *Démocratie, dans quel état ?*. La fabrique.

Ben Abdallah, N. (2021). *Analyse des besoins de formation continue en prévention et contrôle des infections auprès d'infirmières d'un centre hospitalier universitaire* [Mémoire de maîtrise non publié, Université de Montréal].

Bergé, C. (2010). Fluides organiques et pesée de l'âme ou le calcul des humeurs en réanimation. *Corps, (1)*, 65-72.

Bonneels, Ph. (2020). *Comment pense l'infirmier ? L'institution et son pouvoir. Anthropologie des institutions*[Mémoire de master non publié, UCLouvain].

Bourdieu, P. (1971). Reproduction culturelle et reproduction sociale. *Social Science Information*, *10*(2), 45-79.

Bruyneel, A., Gallani, M. C., Tack, J., d'Hondt, A., Canipel, S., Franck, S., & Pirson, M. (2021). Impact of COVID-19 on nursing time in intensive care units in Belgium. *Intensive and Critical Care Nursing*, *62*, Article 102967.

Calvez, M. (2006). L'analyse culturelle de Mary Douglas : une contribution à la sociologie des institutions. *SociologieS*.

Canguilhem, G. (1966). *Le Normal et le Pathologique*. Presses Universitaires de France.

Chardel, P. A. (2015). Le vagabond, l'exclu, le rebut (ou les violences inassumées de la mondialisation). *Chimeres, (1)*, 31–40.

Cohen, Y. (2004). Rapports de genre, de classe et d'ethnicité : l'histoire des infirmières au Québec. *Canadian Bulletin of Medical History*, *21*(2), 387–409.

Cronin, C. J., & Evans, W. N. (2022). Nursing home quality, COVID-19 deaths, and excess mortality. *Journal of Health Economics*, Article 102592.

Darwin, C. (1887). *L'origine des espèces au moyen de la sélection naturelle ou la lutte pour l'existence dans la nature*. C. Reinwald.

De Corte Hadewig-Vic. (2020). *Les héros d'aujourd'hui. Mon récit du COVID-19 comme CEO de la Clinique Saint-Jean*. Clinique Saint-Jean.

De Heusch, L. (2007). Mary Douglas (1921-2007). *L'Homme. Revue française d'anthropologie, (184)*, 215-220.

Désir, D. (2006). *Du côté de Brugmann : un hôpital dans son siècle*. ERCÉE.

Douglas, M. (1992). *De la souillure : Études sur la notion de pollution et de tabou*. La Découverte.

Douglas, M. (1998). La pureté du corps. *Terrain, (31)*, 5-12.

Douglas, M. (2004). *Comment pensent les institutions : suivi de La connaissance de soi et Il n'y a pas de don gratuit*. La Découverte.

Douglas, M., & Wildavsk, A. (2002). Risque et culture. *Sociétés, (3)*, 17-19.

Fainzang, S. (2010). Faire du nouveau avec de l'ancien, et un peu plus... Pour penser les nouveaux objets en anthropologie de la santé. Commentaire du texte de Gilles Bibeau. *Anthropologie & Santé : Revue internationale francophone d'anthropologie de la santé, (1)*.

Fassin, D. (2000). Entre politiques du vivant et politiques de la vie : pour une anthropologie de la santé. *Anthropologie et sociétés, 24*(1), 95-116.

Foucault, M. (1954/1988). Bio-histoire et bio-politique. Dans D. Defert & F. Ewald (Éds.), *Dits et écrits II : 1976-1988*. Gallimard. [Ajouter la plage de pages si applicable, sinon supprimer la partie "Dits et écrits II..."]

Foucault, M. (1975). *Surveiller et punir*. Gallimard.

Foucault, M., & Kremer-Marietti, A. (1969). *L'archéologie du savoir*. Gallimard.

Foucault, M. (1988). Histoire de la médicalisation. *Hermès, (2)*.

Foucault, M. (1994). *Histoire de la sexualité, Vol. 1*. Gallimard.

Foucault, M. (1997). *Il faut défendre la société : Cours au Collège de France, 1976*. Gallimard.

Foucault, M. (1997). *Histoire de la sexualité, Vol. 2*. Gallimard.

Furger, P., & Fumeaux, T. (2020). *Guidelines médecine interne générale*. SURF-MED.

Furtos, J. (2021). *Pandémie et biopouvoir – La nouvelle précarité contemporaine*. Rue d'Ulm.

Genel, K. (2004). Le biopouvoir chez Foucault et Agamben. *Methodos. Savoirs et textes, (4)*.

Graeber, D. (2013). *Dette : 5000 ans d'histoire*. Éditions Les liens qui libèrent.

Graeber, D. (2013). *The democracy project : A history, a crisis, a movement*. Random House.

Graeber, D. (2015). *Bureaucratie : L'utopie des règles*. Éditions Les liens qui libèrent.

Graeber, D. (2018). *Bullshit jobs : une théorie*. Les Liens qui Libèrent.

Graeber, D., & Peschard, K. (2018). *Pour une anthropologie anarchiste*. Lux éditeur.

Greene, R. (2019). *L'art de la séduction*. Alisio.

Haegdorens, F., Franck, E., Smith, P., Bruyneel, A., Monsieurs, K. G., & Van Bogaert, P. (2021). Sufficient personal protective equipment training can reduce COVID-19 related symptoms in healthcare workers : a prospective cohort study. *International Journal of Nursing Studies*, *104*, Article 132.

Harrison, T. R., Wilson, J. D., Braunwald, E., Isselbacher, K. J., Petersdorf, R. G., Martin, J. B., & Root, R. K. (1992). *Principes de médecine interne*. Médecine-sciences.

Heesakkers, H., van der Hoeven, J. G., Corsten, S., Janssen, I., Ewalds, E., Simons, K. S., & Zegers, M. (2022). Clinical outcomes among patients with 1-year survival following intensive care unit treatment for COVID-19. *JAMA*.

Hermesse, J., Laugrand, F., Laurent, P. J., Mazzocchetti, J., Servais, O., & Vuillemenot, A. M. (2020). *Masquer le monde. Pensées d'anthropologues sur la pandémie*. Academia. L'Harmattan.

Ingold, T. (2012). Culture, nature et environnement. *Tracés. Revue de sciences humaines, (22)*, 169-187.

Jaffré, Y., & Sardan, J.-P. O. (2003). *Une médecine inhospitalière : les difficiles relations entre soignants et soignés dans cinq capitales d'Afrique de l'Ouest*. Karthala Éditions.

Kalisch, B. J., & Aebersold, M. (2010). Interruptions and multitasking in nursing care. *The Joint Commission Journal on Quality and Patient Safety*, *36*(3), 126–132.

Karthika, M., Al Enezi, F. A., Pillai, L. V., & Arabi, Y. M. (2016). Rapid shallow breathing index. *Annals of Thoracic Medicine*, *11*(3), 167.

Laurent, P. J. (2010). *Beautés imaginaires : anthropologie du corps et de la parenté*. Academia. L'Harmattan.

Laurent, P. J. (2019). *Devenir anthropologue dans le monde d'aujourd'hui*. KARTHALA Éditions.

Laurent, P. J., Bréda, C., & Deridder, M. (2013). La modernité insécurisée : anthropologie des conséquences de la mondialisation. Dans (éd.), *La modernité insécurisée* (pp. 1-467). Academia.

Laxenaire, M. (2004). La séduction dans la littérature. *Dialogue, (164)*, 3-12.

Lévi-Strauss, C. (1962). *La pensée sauvage*. Plon.

Liévin, V. (2020). *Les Héros du Coronavirus*. Kennes Éditions.

Macherey, P. (2009). *De Canguilhem à Foucault, la force des normes*. La fabrique éditions.

Malinowski, B. (1963). *Les argonautes du Pacifique occidental*. NRF.

Mallaret, M. R., Le Coziffenecker, A., Duc, D. L., Brut, A., Veyre, M., Chaize, P., & Micoud, M. (1998). Observance du lavage des mains en milieu hospitalier : Analyse de la littérature. *Médecine et maladies infectieuses*, *28*(4), 285-290.

Martin, C., Montesinos, I., Dauby, N., Gilles, C., Dahma, H., Van Den Wijngaert, S., & Vandenberg, O. (2020). Dynamics of SARS-CoV-2 RT-PCR positivity and seroprevalence among high-risk healthcare workers and hospital staff. *Journal of Hospital Infection*, *106*(1), 102–106.

Massé, R. (2010). Les nouveaux défis pour l'anthropologie de la santé. *Anthropologie & Santé : Revue internationale francophone d'anthropologie de la santé, (1)*.

Mazzocchetti, J. (2012). *Chacun dans son chacun : Tracer sa route entre modernité insécurisée et modernité mirage*. La *modernité ins.curisée* (pp. 1-467). Academia

Milgram, S. (2017). *Expérience sur l'obéissance et la désobéissance à l'autorité*. La Découverte.

Mol, A. (2021). Natural Sciences to Philosophy and Anthropology. Dans F. Laugrand (Réal.), *Les Possédés et leurs mondes* [Film].

Morin, E. (2006). Les Sept savoirs nécessaires. *Revue du MAUSS, (2)*, 59-69.

Olivier de Sardan, J. P. (2008). *La rigueur du qualitatif : Les contraintes empiriques de l'interprétation socio-anthropologique*. Academia.

Paltrinieri, L. (2013). Biopouvoir, les sources historiennes d'une fiction politique. *Revue d'histoire moderne & contemporaine*, *60*(4), 49-75.

Piccoli, E., & Mazzocchetti, J. (2016). Dimensions méthodologiques, épistémologiques et politiques de l'engagement des chercheurs en sciences sociales. *Anthropologie & développement, (44)*, 15-22.

Pinell, P. (2009). La genèse du champ médical : le cas de la France (1795-1870). *Revue française de sociologie*, *50*, 315-349. https://doi.org/10.3917/rfs.502.0315

Pouchelle, M. C. (2003). *L'hôpital corps et âme : Essais d'anthropologie hospitalière*. Seli Arslan.

Pouchelle, M. C. (2019). *Voyage en pays de chirurgie : Essais d'anthropologie hospitalière*. Seli Arslan.

Prat, S. (2012). *Constance et inconstance chez Montaigne*. Classiques Garnier.

Rueff, J. (2014). Penser le web politique avec Jacques Rancière. *tic&société*, *8*(1-2).

Salmond, S. W., & Macdonald, M. (2021). Invest in nursing : the backbone of health care systems. *JBI Evidence Synthesis*, *19*(4), 741-744.

Sarradon-Eck, A. (2008). Médecin et anthropologue, médecin contre anthropologue : dilemmes éthiques pour ethnographes en situation clinique. *ethnographiques.org*.

Savage, R. D., Rochon, P. A., Na, Y., Strauss, R., Brown, K. A., Costa, A. P., & Armstrong, P. (2021). Excess mortality in long-term care residents with and without personal contact with family or friends during the COVID-19 pandemic. *Journal of the American Medical Directors Association*, Volume.

Scott, J. C. (2006). Infra-politique des groupes subalternes. *Vacarme, (3)*, 25-29.

Selim, M. (2018). Une anthropologie critique à l'ère de la globalisation ? *Journal des anthropologues : Association française des anthropologues, (152-153)*, 215-227.

Selim, M., & Guo, W. (2020). En quête d'accusés ? *Journal des anthropologues : Association française des anthropologues, (160-161)*, 17-24.

Shodu, N., & Simon, A. (2021). L'évolution de l'observance de l'hygiène des mains dans les institutions psychiatriques. *NOSO info*, *25*(3).

Sifer-Rivière, L. (2010). Annemarie Mol, Ce que soigner veut dire. Repenser le libre choix du patient. *Sciences Sociales et Santé*, *28*(4), 125-129.

Simon, S., & Piccoli, E. (2018). *Effets et perspectives de la rationalité néolibérale*. Academia.

Stiegler, B. (2021). *De la démocratie en pandémie : santé, recherche, éducation*. Gallimard.

Suárez-Herrera, J. C., Blain, M. J., & Bibeau, G. (2013). Perspectives socioanthropologiques innovatrices dans le champ de la recherche en santé mondiale. Dans J. L. Klein & M. Roy (Éd.), *Pour une nouvelle mondialisation : Le défi d'innover* (pp. 65-83). Presses de l'Université du Québec.

Thomas, P., Baldwin, C., Bissett, B., Boden, I., Gosselink, R., Granger, C. L., & van der Lee, L. (2020). *Prise en charge en physiothérapie des patients de soins.*

Véga, A. (1997). Les infirmières hospitalières françaises : l'ambiguïté et la prégnance des représentations professionnelles. *Sciences sociales et santé*, *15*(3), 103-132.

Viadas, C. R. (2007). Soins et anthropologie : Une démarche réflexive. *Recherche en soins infirmiers*, *(3)*, 19-25.

Vincent, J. L. (2006). *Le manuel de réanimation, soins intensifs et médecine d'urgence*. Springer Science & Business Media.

Autres

Arrêté royal du 25 novembre 2002 modifiant l'arrêté royal du 27 avril 1998 fixant les normes auxquelles une fonction « soins urgents spécialisés » doit répondre pour être agréée. *Moniteur belge*, 21 décembre 2002. https://www.gallilex.cfwb.be/document/pdf/44498_000.pdf

StatBEL. (2020). *La Belgique en chiffres*. https://statbel.fgov.be/fr/themes/emploi-formation/marche-du-travail/les-professions-en-belgique#news

TABLE DES MATIÈRES

www.ingramcontent.com/pod-product-compliance
Lightning Source LLC
LaVergne TN
LVHW010917051026
849532LV00003B/727
* 9 7 8 2 8 0 6 1 4 0 8 7 6 *